Annemarie Laimböck

Die Szene verstehen

Das »Szenische Verstehen« ist zu einem unverzichtbaren Instrument der Reflexion psychoanalytischer Praxis geworden. Spiegeln sich doch in der Szene die pathologischen Konflikte und das Zusammenspiel von Patient und Analytiker.

Laimböcks Buch gibt einen lebendigen Einblick in das Verstehen von Szenen in verschiedenen Psychotherapie-Settings. Sie entwirft zudem eine praxisorientierte Theorie des »Szenischen Verstehens«.

Mit dem Buch verändert Annemarie Laimböck die Debatte um die Anwendung der psychoanalytischen Methode in verschiedenen Settings: Szene ist überall, sie zu verstehen ist immer nötig und möglich. Die Diskussion der Beispiele aus der Behandlungspraxis in diversen Settings sind sowohl Anschauungsmaterial als auch die Probe darauf, ob dieses methodische Vorgehen in analytischen Prozessen wirklich fundierte Einsichten liefert.

Die Deutung der Behandlungsszenen führt zum Evidenzerleben. Kreative Neugestaltungen führen dann zu Veränderungsprozessen, die alle Beteiligten ergreifen. Die dadurch entstehenden Sinnkonstruktionen und befreienden Kräfte bewirken seelische Gesundung.

Annemarie Laimböck, Dr. phil., Dipl.-Psych., Psychoanalytikerin (DPV) in freier Praxis, Lehranalytikerin am Innsbrucker Arbeitskreis für Psychoanalyse, Lehre an der Universität Innsbruck. Bei Brandes & Apsel sind erschienen: *Schwierige Passagen. Herausforderungen an die psychoanalytische Methode* (2007); *Das psychoanalytische Erstgespräch* (2011).

Annemarie Laimböck

Die Szene verstehen

Die psychoanalytische Methode in verschiedenen Settings

Brandes & Apsel

Auf Wunsch informieren wir Sie regelmäßig mit unseren Katalogen »Frische Bücher« und »Psychoanalyse-Katalog«. Wir verwenden Ihre Daten ausschließlich für die Zusendung unserer beiden Kataloge laut der EU-Datenschutzrichtlinie und dem BDS-Gesetz. Bitte senden Sie uns dafür eine E-Mail an info@brandes-apsel. de mit Ihrer Postadresse. Außerdem finden Sie unser Gesamtverzeichnis mit aktuellen Informationen im Internet unter: www.brandes-apsel.de sowie www.kjp-zeitschrift.de

3. Auflage 2024

1. Auflage 2015

DTP: Felicitas Müller, Brandes & Apsel Verlag
Umschlag: Felicitas Müller, Brandes & Apsel Verlag, unter Verwendung des Gemäldes *Flugversuch* von Ilse Abka-Prandstetter (im Besitz der Autorin)
Druck: Stückle Druck, Ettenheim, Printed in Germany
Gedruckt auf einem nach den Richtlinien des Forest Stewardship Council (FSC) zertifizierten, säurefreien, alterungsbeständigen und chlorfrei gebleichten Papier.

Bibliografische Information der Deutschen Nationalbibliothek:
Die Deutsche Nationalbibliothek verzeichnet diese Publikation in der Deutschen Nationalbibliografie; detaillierte bibliografische Daten sind im Internet über www.ddb.de abrufbar.

ISBN 978-3-95558-153-4

Inhalt

Die Szene in den verschiedenen Settings

Dank

Ich danke meinen Kolleginnen Christine De-Col, Yvonne Egger-Habib, Elfriede Pirchner und Barbara Walser-Luhan für ihr ausdauerndes Interesse an meinen Gedanken zum Verstehen von Szenen, für ihre engagierten Diskussionen über die philosophischen Implikationen und ihr psychoanalytisches Verstehen meiner eigenen Fallbeispiele. Ihre Einwände, Anregungen und Gedanken sind in diesen Text eingegangen und haben ihn bereichert.

Einleitung

Meine Überlegungen gehen von Lorenzers und Argelanders Konzept des »szenischen Verstehens« (Lorenzer 1972, 1983) aus.[1] Dieses Konzept faszinierte und prägte eine Generation angehender Analytiker und Analytikerinnen und läutete das Ende einer Ein-Personen-Psychoanalyse in Deutschland ein. Diese für uns neue Art des Verstehens lenkte den Blick auf die gesamte Szene mit ihren vielfältigen, auch nicht-sprachlichen Aspekten. Analytiker und Analytikerinnen wurden vollwertige Mitspieler[2] im interaktionellen Geschehen, beobachteten, hörten und verstanden nicht mehr nur die unbewussten Botschaften der Analysanden und Analysandinnen, sondern reagierten auch auf sie und gestalteten somit die unbewusste Szene mit. Gerade diese Beteiligung galt als der einzige Zugang zu den unbewussten Gefilden, über die ja per definitionem nicht gesprochen werden kann und die deshalb handelnd in Szene gesetzt werden müssen. Die sorgfältige Beobachtung und Auswertung der Gegenübertragung und die Aufmerksamkeit für non-verbale, »gehandelte« Mitteilungen eröffneten einen spielerischen und weniger von klinischen Theorien organisierten Umgang mit dem analytischen Material. Das Hier und Jetzt, in dem die wirklichen Veränderungen stattfinden sollten, bekam den Vorrang vor der Aufarbeitung der Vergangenheit und dem Verfolgen der psychodynamischen Entwicklungsgeschichte.

Das Zurücktreten psychoanalytischer Theorie gegenüber der Betonung des interaktionellen Geschehens im Rahmen einer Szene entzieht dem neutralen Analytiker, der neutralen Analytikerin den Boden. Das psychoanalytische Handeln kann damit nicht mehr nur als eine aus den psychoanalytischen Erkenntnissen abgeleitete Methode begriffen werden, sondern ist in dieser sze-

---

1 Einen Überblick über das von Argelander und Lorenzer eingeführte Konzept gibt Reinke (Reinke 2013).

2 Der besseren Lesbarkeit halber verzichte ich manchmal darauf, die weibliche und männliche Form zu verwenden.

nischen Sicht mindestens ebenso stark von der aktuellen Dynamik geleitet. Im szenischen Verstehen gilt dies nicht mehr als unerwünschte, zu vermeidende Verstrickung, sondern als der einzig mögliche Zugang zur unbewussten Szene. Damit stellt sich auch die Frage nach der methodisch professionellen Orientierung des Analytikers, der Analytikerin neu: Wenn nicht mehr Theorie und aus ihr abgeleitete Techniken ihn oder sie leiten, was leitet ihn oder sie dann? Die Erklärung, er oder sie gelangten mit Hilfe ihrer Gegenübertragung und Teilhabe an der unbewussten Szene zu Formulierungen über diese bisher unbewusste Szene, ist unbefriedigend und es scheint, als würde sich die Katze in den Schwanz beißen: Szenisches Verstehen eröffnet einen Zugang zum psychoanalytischen Gegenstand, der unbewussten Szene. Was ist die unbewusste Szene? Diejenige, die mit Hilfe des szenischen Verstehens zutage gefördert, d. h. versprachlicht wird. Obwohl Beschreibungen von psychoanalytischen Sequenzen auf dem Hintergrund des szenischen Verstehens eine unmittelbare Evidenz bei Leser und Leserin oder Zuhörer und Zuhörerin hervorrufen, weil die szenische, erzählerische Logik kognitiv, aber vor allem emotional nachvollziehbar ist, lässt sich oft schwer erklären, was denn zu dieser Deutung, d. h. Interpretation des Geschehens geführt hat. Die bestechende »Logik« im szenischen Verstehen macht seine Faszination gegenüber theoretischen Begründungen aus, sie lässt uns aber zugleich etwas ratlos zurück, wenn wir wissen wollen, wie dies denn nun zustande gekommen war.

Bei der Bearbeitung der Frage, was szenisches Verstehen im Kern ausmache, blieb ich an der Betonung des Non-Verbalen und der Analyse der Gegenübertragung, also der Teilhabe an der unbewussten Szene, hängen. Zusammen mit Lorenzers Metatheorie der Sprachzerstörung und Rekonstruktion (Lorenzer 1970) erschien mir szenisches Verstehen als eine andere, auch für Nicht-Analytiker annehmbarere Formulierung der Analyse von Übertragung und Gegenübertragung mit einer besonderen Betonung des Non-Verbalen (vgl. Laimböck 2013, S. 53f). Aber darin schien mir etwas Besonderes am szenischen Verstehen unterzugehen, und ich erinnerte mich an textanalytische Untersuchungen psychoanalytischer Behandlungssequenzen, die im Rahmen einer Arbeitsgruppe unter Leitung von Argelander an der Universität Frankfurt durchgeführt wurden. Das Wahrnehmen und Deuten des Analytikers und der Analytikerin zeigte sich darin als an Widersprüchen und Unklarheiten in den sprachlichen Formulierungen orientiert (vgl. Argelander 1982, 1991). Analytiker und Analytikerinnen lösen in ihren Deutungen nachweisbare im

Text enthaltene Rätsel, indem sie das ihnen zugängliche Material umgestalten. Dieses Vorgehen scheint ihnen aber nicht bewusst zu sein, denn ihre Begründung von Deutungen erfolgt aus dem klinischen Verständnis des jeweiligen Behandlungsverlaufs, beziehungsweise aus der unbewussten Persönlichkeit des Patienten, der Patientin. Dieses Ergebnis der Untersuchungen übertrug ich auf die psychoanalytische Szene, so dass das methodische Tun der Analytiker und Analytikerinnen als ein Schließen von Sinnlücken in der aktuellen psychoanalytischen Szene zu erkennen ist.

Neben dieser der Alltagspsychologie nahen Orientierung an Sinnlücken erwies sich der kreative Umgang mit ausschließlich aktuellem Material aus der Analyseszene und der subjektivierende Deutungsansatz als psychoanalysetypische Parameter. Die psychoanalytischen Deutungen der Sinnlücken führen in immer »tiefere« subjektive Zusammenhänge und Motivationsstränge, die nach der psychoanalytischen Terminologie dem Unbewussten zugeschrieben werden. Beim Verstehen der Szene handelt es sich aber um eine spiralförmige Bewegung hin zu den »subjektivsten« Beweggründen und nicht um die plötzliche Überschreitung der Grenze zum Unbewussten. Der psychoanalytische Rahmen sorgt dafür, dass dieser Prozess zu immer mehr Subjektivierung nicht verlassen, sondern gegen alle Widerstände einer konventionellen und/oder objektivierenden Alltagslogik weitergetrieben wird.

Die besondere Art der Wahrnehmung der szenischen Oberfläche und der spezifische psychoanalytische Umgang mit dem Material, das Verstehen von Szenen, ist der Gegenstand meiner Untersuchungen. Nachdem die »Schlacht« gegen »Positivismus, Szientismus, Objektivismus und deren Entsprechungen in der Psychoanalyse« (Whitebook 2014, S. 1172) – vor allem das Konzept des neutralen Analytikers, der neutralen Analytikerin – gewonnen ist und Vorstellungen von gleichrangigen Paradigmen und einer Intersubjektivität, die die Fachkompetenz des Analytikers, der Analytikerin insgesamt infrage stellt (vgl. Renik 1998), Verbreitung finden, verorte ich das psychoanalytische Vorgehen jenseits der Anwendung objektiven Wissens und der Zufälligkeit eines momentanen empathischen Umgangs.

Das Programm »die Szene verstehen« im ersten Teil dieses Buches beschreibt das psychoanalytische Tun jenseits der Theorie der Technik und der psychoanalytischen Krankheitslehre, ohne es in einer Zuspitzung des rein Intersubjektiven einem »anything goes« auszuliefern. Daher fehlen die geläufigen Konzepte Unbewusstes, Übertragung, Gegenübertragung, Widerstand, Regression und Übertragungsneurose. Mit ihnen ist das Tun des Analytikers, der Analytikerin nicht zu beschreiben. Sie sind vielmehr Produkte der psychoanalytischen Wahrnehmungs- und Denkweise, die im Rahmen des gesamten Theoriegebäudes die Vorgänge in Psychoanalysen theoretisch fassen und deren therapeutische Wirkung erklären.

Die Methode jenseits von Übertragung und Gegenübertragung als ein Verstehen von Szenen zu verorten, hat günstige Folgen für die Konzeption der Psychoanalyse in verschiedenen Settings. Es stellt sich nicht mehr die Frage, wie viel Psychoanalyse in psychoanalytischen Psychotherapien enthalten ist, sondern wie sich die Psychoanalyse im Rahmen verschiedener psychoanalytischer Settings gestaltet. Denn unabhängig vom Setting ist »Szene« in jeder psychoanalytischen Behandlung. Sie auf psychoanalytische Weise zu verstehen, ist das Ziel der Analytiker und Analytikerinnen in jeder Behandlung.[3]

Im zweiten Teil dieser Arbeit stehen deshalb Szenen in unterschiedlichen Settings im Zentrum der Untersuchung.[4] An konkreten Behandlungssequenzen aus Analysen, psychoanalytischen Psychotherapien, Kurztherapien, Gruppenanalysen, Paartherapien und Supervisionen wird das Verstehen von Szenen verfolgt. Dadurch soll dem Leser, der Leserin möglich werden, das abstrakte Programm »die Szene verstehen« in den unterschiedlichen Settings und mit

---

3 Ganz im Duktus der hier vermiedenen gängigen Konzepte zeigt eine Untersuchung von Danckwart et al., dass »psychoanalytische Denk-, Erlebens- und Deutungsarbeit in jedem Setting (…) möglich sein kann« (Danckwardt / Schmithüsen / Wegner 2014, S. 30). Ähnliche Ansichten werden im Sammelband von Dreyer und Schmidt (2008) vertreten.

4 Aus dem szenischen Blickwinkel ergibt sich auch eine Unabhängigkeit von der Frage, ob ein Patient beziehungsweise Patientin psychoanalytisch zu behandeln sei. Ausgehend von der Annahme, dass sich in einem psychoanalytischen Rahmen eine Szene mit bewussten und unbewussten Anteilen unweigerlich einstellen wird, kann das Verstehen der Szene in jedem Fall in Angriff genommen werden. Damit stellt sich nicht mehr die Frage, ob der Patient, die Patientin geeignet ist, sondern ob der Analytiker, die Analytikerin die Szene noch verstehen und im Rahmen halten kann. Wie sich Szenen mit Patienten und Patientinnen unterschiedlichster Persönlichkeitsstruktur gestalten und verstehen lassen, wurde im Buch *Schwierige Passagen* (Laimböck 2007) vorgeführt. Der theoretische Hintergrund des Zusammenspiels von szenischem Verstehen, Unbewusstem und frühen Störungen wurde in einer späteren Veröffentlichung (Laimböck 2013) erneut diskutiert.

sehr verschiedenen Patienten und Patientinnen nachzudenken und nachzufühlen. Ich hoffe, dass damit die psychoanalytische Haltung gestärkt wird und kein Analytiker, keine Analytikerin sich weniger psychoanalytisch fühlen muss, wenn er oder sie in einem anderen als dem klassischen Setting arbeitet. Zugleich aber wird keine Analytikerin, kein Analytiker aus der spannungsvollen psychoanalytischen Wahrnehmungs-, Denk- und Deutungsweise entlassen, weil sie oder er in einem anderen als dem klassischen Setting arbeitet.

Die Szene verstehen: Wahrnehmen, Denken und Deuten

Sprachprobleme, Lücken und Tücken im Erkenntnisprozess

Unbewusste Komplexe[5]

Die verdinglichende Rede vom »Gegenstand«, Umgehungsversuche, neue Sprachregelungen, oknophile versus philobatische Haltung des Analytikers, der Analytikerin

Nach der psychoanalytischen Krankheitslehre verursachen unbewusste, verdrängte Komplexe aus der frühen Kindheit das aktuelle Krankheitsbild. Die damals nicht zu bewältigenden inneren Konflikte wurden aus dem Bewusstsein verbannt. Ihre fortgesetzte Besetzung lässt sie aber dynamisch wirksam bleiben und fordert vom nunmehr erwachsenen Ich eine ständige neue Abwehrleistung. Folgen sind Symptome und Charakterstörungen als Kompromissbildungen zwischen dem Wunsch nach Befriedigung der unbewussten Bedürfnisse und dem unbewusstem Verbot. Folgerichtig gilt es in der psychoanalytischen Behandlung diese unbewussten Komplexe bewusst zu machen und dadurch einer erneuten Prüfung dem nun erwachsen Ich zugänglich zu machen. Konflikte, die aus der kindlichen Perspektive und mit den kindlichen Strukturen unerträglich und unlösbar erschienen, werden aus der erwachsenen Perspektive neu bewertet und bewältigbar. Deren Abwehr und damit auch deren krankhafte Erscheinungen werden überflüssig. Das Wissen beziehungsweise das Modell dieser inneren Verhältnisse wurde aus den Erfahrungen mit der psychoanalytischen Methode abgeleitet.

Gegenstand der psychoanalytischen Behandlung sind demnach unbewusste Komplexe, die in einen bewussten Bereich zur Reflexion, Bearbeitung und Integration überführt werden sollen. Dieser psychoanalytische »Gegenstand«

5 Zum Überblick über die Konzepte des Unbewussten empfehle ich Bohleber (2013).

ist nicht sichtbar, umrissen und fest, wie wir dies auf herkömmliche Weise von einem Gegenstand erwarten würden. Beim Transfer des Gegenstandsbegriffs aus der dinglichen Welt in die geistige gerät der »Gegenstand« aus den Fugen: Er ist nicht mehr sichtbar, sondern nur noch vorstellbar und deshalb nur mit Worten zu umreißen; und er ist nicht mehr ganz so fest und daher können die Ansichten über ihn variieren. Wenn der »Gegenstand« in die unbewusste psychische Welt transferiert wird, reicht diese Entdinglichung noch weiter: Er ist dann weder unmittelbar vorstellbar, noch in Worte zu fassen. Es bedarf der Interpretation als Zwischenstufe, um diesen Gegenstand zur Erscheinung zu bringen, ihn in Worte zu fassen, abzugrenzen und anzuerkennen. Psychische Phänomene und besonders das Unbewusste als Gegenstände zu bezeichnen, hat schwerwiegende Folgen: Von Gegenständen haben wir am Ende des ersten Lebensjahrs gelernt, dass sie Permanenz besitzen und fortbestehen, auch wenn wir sie nicht sehen und greifen (Piaget 1975, GW 2, S. 24ff). Diese Erkenntnis wird beim Transfer des Gegenstandsbegriffs in die nicht dingliche Welt oft unbemerkt mittransportiert. Psychisches erscheint uns dann immer schon dagewesen zu sein, auch dann, wenn es nicht gegenwärtig ist. Auf diese Gefahr verweist Schafer (1982), wenn er vom Missverstehen unserer Konzepte spricht, wenn Psychoanalytiker sich über die Psyche und ihr Tun in den bekannten psychodynamischen vergegenständlichenden Begriffen verständigen.

> Dies ging soweit, dass unser Wissen uns als *vor*-begrifflich erschien; das heißt, es erschien uns wie ein Bestand von Tatsachen, über die wir erst *nach* ihrer Entdeckung und Erforschung Theorien gebildet hätten. In Wahrheit aber wurden diese »Tatsachen« immer in gleichem Maße geschaffen wie gefunden. (Schafer 1982, S. 17)

Den Folgen des Transfers vom Gegenständlichen zum Nicht-Gegenständlichen entkommen wir aufgrund der Sprache nicht. Sie ist »ein Riff von toten Metaphern« (Deutscher 2013, S. 134), das durch einen fortwährenden Strom vom Konkreten zum Abstrakten, von Begriffen für physikalische Gegenstände und physische Tätigkeiten zu Abstraktionen entstanden ist. Worte wurzeln in einer konkreten physischen Tätigkeit oder einem physikalischen Gegenstand. Etwa lässt das Wort »verstehen«, das einen in der Psychoanalyse wesentlichen Vorgang beschreibt, seine Herkunft aus »unter etwas treten« erkennen (vgl. »to understand« auf Englisch), ähnlich der Wendung »einer Frage auf den Grund gehen« oder »vor einem Objekt stehen«, um es deutlicher zu sehen. Dem »Verstehen« ist der physische Akt, einem Objekt oder Gegenstand gegenüberzustehen, noch eingeschrieben, die »alten« Verhältnisse sind im Wort »verstehen« noch vorhanden. Auch die grammatikalische Struktur unserer Sprache entlässt uns nicht aus diesen Verhältnissen: Ein Subjekt tritt einem Objekt gegenüber und macht etwas damit (Subjekt – Prädikat – Objekt). Wir können deshalb Tätigkeiten mehrerer Subjekte, die im Rahmen einer Szene zugleich Objekte sind, nur in einem umständliche Nacheinander beschreiben. Die unbewussten Komplexe müssen wir uns wie Gegenstände vorstellen, die eben jetzt aus dem Blickfeld geraten sind, während sie irgendwo weiterexistieren, wo wir sie gegebenenfalls wieder entdecken können. Zu dieser Zweiteilung des Bewusstseins durch die Sprache – in Inhalte, die da sind, und solche, die nicht da, sondern dort sind – trägt das Konzept des Unbewussten bei, indem seine deskriptive, dynamische und topographische Bestimmung zur Annahme »eines Kryptobewusstseins, das als Hinterbühne einem Bewusstseinstheater zuzuordnen ist oder als eine Art untergründiges Kellerbewusstsein fungiert« (Waldenfels 2013, S. 314), verführt.

Das Konzept des Unbewussten beinhaltet auch eine gegenläufige Tendenz und untergräbt den von ihm mitgeschaffenen »cartesianischen Dualismus« (Waldenfels 2013, S. 310). Das Unheimliche, das Unbewusste – Waldenfels nennt es das »Fremde« (ebd.) – nistet sich im Heimischen ein und wird zu einem Teil und Konstituens des Vertrauten. Wenn Laplanche von der »unvollendeten kopernikanischen Revolution in der Psychoanalyse« (Laplanche 1992) spricht, so benennt er diese eigentümliche Spannung in der Psychoanalyse und dem Konzept des Unbewussten zwischen einerseits Verdinglichung in Theorie und Technik und andererseits der Erfahrung in Psychoanalysen, dass sich Veränderungen nur dann ergeben, wenn das Unheimliche zugelassen und als unabdingbarer Motor für Veränderungen anerkannt wird.

Für die Nicht-Gegenständlichkeit psychischer Phänomene und die Wechselwirkungen in Beziehungssituationen ist unsere Sprache schlecht gerüstet. Es gab und gibt deshalb Versuche, sich aus dem beschriebenen Sprachgefängnis zu befreien und Regelungen zu finden, die den Eigentümlichkeiten des psychoanalytischen »Gegenstandes« angemessener sind. Bion (1990) versuchte, der Metaphernfalle durch eine der Mathematik nachempfundenen Abstraktion in der Begrifflichkeit zu entgehen. Er spricht etwa von der Alphafunktion, wenn er die psychische Verarbeitung unerträglicher Zustände des Kindes durch die Mutter meint, von L-, H- und K-Verbindungen und von Ps-D. K-Verbindungen und Ps-D beschreiben die »psychoanalytische Funktion der Persönlichkeit« (vgl. Grinberg et al. 1973, S. 112).

Schafer (1982) führte die »Handlungssprache« (ebd., S. 22) ein, um der physikalisch-biologischen Begriffsbildung Freuds, die die Psyche als Apparat erscheinen lässt, zu entgehen und formulierte sie als Theorie des bewussten und unbewussten Handelns von Subjekten. Den Sachverhalt: »Der Konflikt zwischen ihrem Es und ihrem Ich war so ausgeglichen, dass dies eine Lähmung ihres Denkens, ihrer Affekte und ihres Verhaltens verursachte«, übersetzte er zum Beispiel in die folgende Handlung: »Sie verhielt sich wie geistig gelähmt; sie dachte an keinerlei andere Handlungen in anderen Modi und führte keine aus« (ebd., S. 148f).

Von der Handlungssprache führt kein direkter Weg zum Handlungsdialog (vgl. Klüwer 2001, S. 350ff). In diesem Konzept wird berücksichtigt, dass jedes Sprechen auch eine Verhandlung über die aktuelle Beziehung und deren Gestaltung ist. Demnach ist »Agieren« kein Gegensatz zum Sprechen, sondern jedem Sprechakt wohnt unabdingbar eine die aktuelle Beziehung betreffende Handlung inne. Wenn zwei Personen miteinander sprechen, so handeln sie zugleich ihre Beziehung aus, ohne dass die Beziehung zum Gegenstand des Gesprochenen werden müsste. Mit dem Handlungsdialog wird die Wechselwirkung von Sprache und Beziehung betont. Allerdings meint Klüwer mit dem Handlungsdialog nicht die gesamte Szene, sondern die unbewusste Beziehung, quasi die Übertragung-Gegenübertragung (vgl. ebd., S. 350f).

Die »intersubjektive Wende« (vgl. Altmeyer / Thomä 2006, S. 8) schließlich löst den »Gegenstand« vollständig in der Beziehung auf. Er wird zu einem Produkt dieser Beziehung, dem »analytischen Dritten« (Ogden 2006), das von Zweien erfunden beziehungsweise gefunden wird.[6] Ich erinnere an Schafers Formulierung, dass die »›Tatsachen‹ immer in gleichem Maße geschaffen wie gefunden« wurden (Schafer 1982, S. 17).

6 Ogdens Fallbeispiel zur Illustration des intersubjektiven Subjekts der Analyse (ebd., S. 38–44) kann auch als Beispiel für »die Szene verstehen« gelesen werden. Der Analytiker zeigt hier, wie private Gedanken, abwegig erscheinende Beobachtungen und körperliche Empfindungen in der Szene als Material Verwendung finden können, um die Sinnlücken in der Szene zu schließen.

Eine moderate Position in dieser radikalen Auflösung alles Objektiven – quasi Gegenständlichen – in einer Interaktion vertritt Thomä (2001). Bei aller Betonung der Bedeutung des Intersubjektiven hält er die Notwendigkeit einer Realität fest, die nicht der Übertragung-Gegenübertragung zuzuschreiben ist und spricht von der Bifokalität der Übertragung. Der Patient, die Patientin orientiert sich demnach nicht nur an den unbewussten Komplexen, sondern auch an den realen Gegebenheiten. Eine Übertragung ist somit kein Abdruck der Vergangenheit, sondern eine neue Kreation, wenn auch nicht unabhängig von Vergangenheit. In seiner Sicht ergänzen sich die Ein-Personen-Psychologie und die Zwei- (und Mehr-)Personen-Psychologie und sind keine Gegensätze (vgl. ebd., S. 370). Mertens spricht in diesem Zusammenhang von einem »Zwei-Personen-Unbewussten« (2013).

Um der Kritik entgegenzutreten, die Psychoanalyse sei keine Wissenschaft, wurden umgekehrt Versuche unternommen, die Psychoanalyse von ihrer beziehungsabhängigen Instabilität zu befreien und sie in eine Verhaltenswissenschaft umzuformulieren (vgl. Ricœur 1974 [1965]). Wichtigster Vertreter dieser Richtung ist Hartmann (1972 [1939]). Auch dieser Versuch, die Psychoanalyse zu einem beobachtbaren Verhalten, zu einem »Verhaltensding« zu machen, scheiterte am »hybriden Charakter der Psychoanalyse« (Ricœur 1974, S. 355) zwischen »Hermeneutics and Science« (vgl. Strenger 1991).

Der Mainstream der Neuformulierungen drängt den Gegenstandscharakter der psychoanalytischen Terminologie zurück und betont die Flexibilität des psychoanalytischen »Gegenstandes« in Abhängigkeit von Beziehung. Wenn die psychoanalytische Tätigkeit und die Prozesse innerhalb der psychoanalytischen Situation beschrieben werden sollen, wird inzwischen eher von Gestalten, Beziehungskomplexen, Interaktionen oder auch Szenen gesprochen und weniger von den intrapsychischen Vorgängen im Patienten, in der Patientin in der Terminologie der Ich-Psychologie. Die einem sogenannten Gegenstand anhaftende Festigkeit wird dadurch relativiert und das Wandelbare betont. Der Ortsgebundenheit von »Gegenständen« wird durch das Übertragungs-Gegenübertragungs-Konzept, das »szenische Verstehen« (vgl. z.B. Argelander 2000; Lorenzer 1968) oder durch intersubjektive Modelle entgegengewirkt. Ein in der unbewussten Persönlichkeit verankerter Komplex kann demnach in der aktuellen Szene auftauchen und dort eine der aktuellen Situation mehr oder weniger angemessene Gestalt annehmen. Bei einer noch weitergehenden »Entdinglichung« kann man sagen, der Gegenstand sei nie dort, in der unbewussten Persönlichkeit, gewesen, sondern aktuell intersubjektiv erzeugt worden. Wir erkennen in diesen Sprachregelungen Versuche, sowohl der Nicht-Festigkeit als auch der Ortsungebundenheit des psychoanalytischen »Gegenstands« Rechnung zu tragen. Zugleich eröffnet sich aber das potentielle Scheitern dieser Versuche, denn die Sprache lässt nur zu, uns das »Ding« fest, ortsgebunden und konstant vorzustellen. Beim Umgang mit dem psychoanalytischen Gegenstand – unbewusste Komplexe, Übertragung – wird dieses Dilemma schmerzlich als ein Lavieren zwischen Skylla und Caribdis bewusst: zwischen dem psychischen »Apparat« mit dem Ort des Unbewussten, dessen Inhalte wir von dort nach da, ins Bewusste transportieren und einer Grenzenlosigkeit, in der alles möglich und nichts fix ist und wir nahezu außerhalb der Sprache operieren.

In einem kürzlich erschienen Aufsatz zeigt sich dieses Spannungsfeld in besonderer Weise. Warsitz (2014) beschäftigt sich darin mit den spezifisch psychoanalytischen Vorgängen bei gleichschwebender Aufmerksamkeit und freier Assoziation, mit dem, was in einem Übergangsraum (Winnicott), im Zustand der Reverie und der »negative capability« (Bion), dem Zustand der Versonnenheit (Pierce) oder der maternalen Semiose (Kristeva) im Analytiker und zwischen Analysand und Analytiker geschehen mag. Dort könne in einer poetischen, nicht logisch wissenschaftlichen Sprache etwas ausgedrückt werden, sich quasi ereignen und eine wirkliche Veränderung schaffen. Obwohl hier der Versuch unternommen wird, das psychoanalytische Verstehen in diesen außergewöhnlichen Räumen als Kunst, als kreatives Ereignis, als ein Geschehen zwischen Leib und Seele zu beschreiben, kommt doch die verdinglichende Rede wie selbstverständlich, gleichsam unter der Hand, vor. Die Rede ist vom Horchen auf »die Spuren unbewusster Mitteilungen« (ebd., S. 848) oder davon, dass der Analytiker, die Analytikerin auf der »Suche nach dem latenten Gehalt« (ebd., S. 849) sei. Der Erfolg in einer außergewöhnlich schwierigen analytischen Situation wird damit begründet, dass »letztlich doch interpretiert werden konnte im Hinblick auf eine zentrale Übertragungsdynamik« (ebd., S. 862). Der nur schwer zu begreifende kreative Raum und die darin ermöglichte poetische Sprache wird durch das »Horchen auf«, das »Suchen nach« und das »Interpretieren von« wieder begrenzt, ja verunmöglicht. Unversehens wird durch die sprachlichen Konventionen das kreative Potential der gleichschwebenden Aufmerksamkeit durch die gerichtete Aufmerksamkeit und die

Suche nach »Gegenständen« (Zeichen, Spuren, die auf ein Etwas verweisen) eingeschränkt.

Diese paradoxe Situation des Analytikers, der Analytikerin lässt sich mit dem Zustand zwischen oknophil und philobatisch (vgl. Balint 1972) beschreiben. Balint hat seine Typen- oder Liebeslehre von Oknophilie und Philobatismus mit der psychoanalytischen Theorie verbunden und ihr attestiert, sie leide an einem »oknophilen Vorurteil« (ebd., S. 85). Er bezog dies auf die Behandlungstechnik, die mit ihrer zentralen Aufgabe der Deutung der Übertragung, oknophile Tendenzen, die Anklammerung an ein sicheres Objekt (den Analytiker, die Analytikerin) fördere, während der Freiheit, den »*freundlichen* Weiten« (ebd., S. 30), den philobatischen Tendenzen der Patienten und Patientinnen eher Widerstandscharakter (Flucht aus den Objektbeziehungen) unterstellt werde. Ich verbinde diese Diagnose mit der inneren Situation des Analytikers, der Analytikerin zwischen oknophilen Tendenzen zur Anklammerung an die psychoanalytische Theorie (Objekt) und philobatischen Neigungen nach relativer Freiheit von festen Überzeugungen, den »*freundlichen* Weiten«. Begleitet wird diese philobatische Haltung des Analytikers, der Analytikerin von der Gewissheit, dass ihm oder ihr, wenn nötig, in und aus den Weiten der inneren Welt, etwas einfallen werde. Je beängstigender die Situation empfunden wird, wenn der Analytiker, die Analytikerin in einer Situation zum Beispiel nichts mehr versteht, ihm oder ihr nichts einfällt, entwickelt sich eher die oknophile Tendenz zum Anklammern an scheinbar gewisse Theorien. Auch wenn sich in der Behandlung nichts zu ändern scheint, sogenannte »*furchterregende* Leerräume« (ebd., S. 28) entstehen, liegt es nahe, die Leere mit Objekten, mit Wissen zu füllen.[7] In diesen Situationen gilt es, der Sicherheit versprechenden »Verdinglichung« zu widerstehen und die Unsicherheit des Mangels an »Wahrheit« und Halt soweit zu ertragen, dass kreative Wendungen noch möglich bleiben. Die Erkenntnis, dass wir uns bei aller philobatischen Neigung und Sehnsucht nicht aus der verdinglichenden Sprache, die hier für die psychischen Bindungen steht, herauslösen können, erleichtert das Ertragen des Scheiterns der »Freiheit« und macht die Angst vor der Grenzenlosigkeit, zumindest im psychoanalytischen Rahmen, überflüssig.

---

7 Ich habe diese Situation und die darin verborgene Gefahr vor allem in sogenannten schwierigen Passagen während psychoanalytischer Behandlungen beschrieben (Laimböck 2007).

Übertragung und Gegenübertragung

Das Konzept der Übertragung zwischen Ich-Psychologie, Objektbeziehungstheorie und intersubjektiven Vorstellungen, die Erkenntnislage des Analytikers in aktuellen Vorstellungen von der Übertragung und Gegenübertragung, Veränderungen im Verhältnis von Theorie und Technik; Übertragung und Gegenübertragung sind ungeeignet als methodische Konzepte.

Das Übertragungskonzept besagt, dass jeder Mensch in einer Beziehungssituation seine unbewussten, in der Kindheit erworbenen und dynamisch wirksamen Muster auf die aktuelle Beziehung überträgt. Er gestaltet die Beziehung unbewusst nach seinen ihn prägenden infantilen »Konfigurationen« (Argelander 1970b, S. 327) unabhängig vom bewussten Zweck der Begegnung. Motor dieser Anstrengung ist das Bedürfnis nach der Befriedigung von Wünschen, die Notwendigkeit, Ängste zu bewältigen, der Drang, unerledigte traumatische Erfahrungen mitzuteilen, neu zu gestalten und zu erledigen und das Selbst zu bestätigen und zu stabilisieren. Indem sie einen Rahmen für eine optimale Übertragung der psychische Krankheit verursachenden unbewussten Komplexe, deren Beobachtung und Veränderung zur Verfügung stellt, macht sich die psychoanalytische Behandlung diesen ubiquitären Vorgang zunutze.

Das Übertragungskonzept nimmt im Spannungsverhältnis zwischen Verdinglichung und Entdinglichung eine besondere Stellung ein: Einerseits ist es in der vergegenständlichenden ich-psychologischen Terminologie verankert und andererseits ist es ein Beziehungskonzept. Es handelt von den verdrängten und daher unbewussten Komplexen, die auf die aktuelle Beziehung übertragen werden und dort wie Artefakte aus vergangenen Zeiten entdeckt werden können. Zugleich verweist das Konzept auf den Objektbeziehungscharakter der verdrängten Komplexe und auf die Abhängigkeit des Übertragenen von und die Wechselwirkungen mit der aktuellen Beziehung. Insofern teilt das Übertragungskonzept mit dem des Unbewussten das Paradox, einen Gegenstand festzustellen und zugleich das Festgefügte zu unterminieren.

Die erkenntnistheoretische Position des Analytikers, der Analytikerin gerät damit ins Zwielicht: Analytiker und Analytikerin sind einerseits unabhängige Beobachter der Übertragung und können sich andererseits ihrer Beobachterposition im Beziehungsgefüge nicht mehr sicher sein. Der Versuch, diese Unsicherheit zu beseitigen, kann in eine Verdinglichung oder eine Beliebigkeit im Erkenntnisprozess führen. Die Rede von der Übertragungsanalyse geht in die erste Richtung, die von der empathischen Arbeit mit den Patienten und Patientinnen, sozusagen aus dem Bauch heraus, in die andere.

Die Geschichte des Übertragungskonzepts und die daran gekoppelte Vorstellung über den erkenntnistheoretischen Standpunkt des Analytikers, der Analytikerin zeigt, wie die anfängliche Betonung der Beziehung in eine unangemessene Vergegenständlichung münden kann, vielleicht muss. Mit der Übertragung wurde der szenische Blickwinkel in die Psychoanalyse eingebracht, dennoch konnte sie einer Verdinglichung als Gegenstand der Behandlung und Technik der Psychoanalyse, der Übertragungsanalyse, nicht entgehen. Die Gegenübertragung erlitt ein ähnliches Schicksal.

Die weitgehend überholte Ein-Personen-Psychologie zieht eine klare Linie zwischen der realen und bewussten psychoanalytischen Beziehung (Arbeitsbündnis) und der unbewussten Übertragungsbeziehung. Die Übertragung kann in dieser Sichtweise an der Unangemessenheit der Gefühle und des Verhaltens der Patienten und Patientinnen erkannt werden (vgl. Greenson 1973, S. 167ff). Der neutrale Analytiker, die neutrale Analytikerin analysiert den sich in der Übertragungssituation abbildenden kranken Teil der Person des Patienten, der Patientin.[8] Durch die Erkenntnisse über die »Zusammenarbeit« von Patient, Patientin und Analytiker, Analytikerin in der Beziehungsgestaltung und die zunehmende positive Bedeutung der Gegenübertragung wurde diese Vorstellung verändert. Argelander (1970b) formulierte die Übertragungsarbeit als eine kreative Gestaltung der aktuellen Beziehung. Demnach koordiniert das Ich die unbewussten Tendenzen mit denen der bewussten Beziehung so, dass sie nicht auffällig, sondern unsichtbar in das Beziehungsgeschehen integriert werden, beziehungsweise es variiert die Szene so, dass sie hineinpassen. Argelander prägte für diese Ich-Leistung den Begriff »der szenischen Funktion des Ichs« (ebd., S. 325–345) und betonte damit den Einfluss der aktuellen Situation auf die Gestalt, die die gleichbleibenden inneren Konfliktkonfigurationen annehmen. Die so entstehende »Verlaufsgestalt« ist eine »frische Schöpfung des Ichs« (ebd., S. 326) und nicht nur eine Neuauflage alter Beziehungskonstellationen. In dieser, gegenüber der Greenson'schen, komplexeren Sichtweise auf die Übertragungsvorgänge ist das »einfache« Erkennen der Über-

8 Deserno liefert eine ausführliche Kritik an Greensons Arbeitsbündniskonzept (vgl. Deserno 1990).

tragung an der Unangemessenheit des Verhaltens nicht mehr haltbar, denn die unbewussten Beziehungskomplexe und die aktuelle bewusste Beziehung sind verwoben und wechselseitig angepasst.

Die Entdeckung der Gegenübertragung als Erkenntnisinstrument schien einen Weg zur Wahrnehmung der Übertragung zu weisen. Indem der »psychische Kontakt auf einer tiefen Ebene in Form von Gefühlen an die Oberfläche« käme, »die der Analytiker als Reaktion auf den Patienten (...) bemerkt« (Heimann 1996, S. 181), verstünde das Unbewusste des Analytikers das Unbewusste des Patienten via Gegenübertragung. Ausgehend von der introspektiven Wahrnehmung seiner aktuellen Einstellungen und Gefühle könnte der Analytiker auf die auslösende Übertragungssituation schließen. Den Analytiker, die Analytikerin als nur Rcagicrcndc vorzustellen, ist aber nicht haltbar. Angeregt durch die unbewussten Beziehungsangebote der Patienten und Patientinnen und mit den eigenen unbewussten Persönlichkeitsanteilen reagierend, gestalten Analytiker und Analytikerinnen die Übertragungsbeziehung, jetzt die Übertragungs-Gegenübertragungsbeziehung, mit. Weil sie nun davon ausgehen müssen, dass sie auch die unbewusste Beziehung mitgestalten, verkompliziert sich die Erkenntnislage der Analytiker und Analytikerinnen. Die Koppelung dieses interaktiven Gestaltungsansatzes, der Übertragung-Gegenübertragung, an das Unbewusste kommt erkenntniserschwerend hinzu. Übertragung wie Gegenübertragung sind definitionsgemäß unbewusst. Welchen Sinn auch hätte das Übertragungskonzept, wenn damit jede Art des interaktiven Geschehens gemeint wäre? Alles oder auch nichts wären Übertragungen!

Das Gleiche gilt für die Gegenübertragung. Wenn alle Gefühle der Analytiker und Analytikerinnen auf die Gegenübertragung zurückzuführen wären, verlöre das Konzept seine Bedeutung. Um die Einsicht in die Übertragung zu ermöglichen, müssen Gegenübertragungsgefühle von anderen Gefühlen unterschieden werden. Aus den genannten Gründen ist dies problematisch, denn jede mittels Introspektion erkannte Gefühlslage kann eine Reaktion auf die Übertragung sein oder auch nicht. Das Unbewusste ist nicht unmittelbar zu erkennen.

Nach diesen Entwicklungen sieht sich der moderne Analytiker, die moderne Analytikerin in einer Übertragungs-Gegenübertragungsbeziehung, in welche Vergangenheit und Gegenwart, Unbewusstes und Bewusstes, Anteile des Analytikers, der Analytikerin und jene des Patienten, der Patientin in ein Ganzes fließen. Am Ende der Veränderung der starren ich-psychologischen Sichtweise haben Analytiker und Analytikerinnen aufgrund ihrer Beteiligung an und der Mischung von Alt und Neu in der psychoanalytischen Beziehung ihre neutrale, abgehobene Beobachterposition verloren und müssen nun als Teilnehmer beziehungsweise Teilnehmerinnen an einer komplexen Beziehungssituation deren Übertragungsanteil erkennen. Eine neutrale Erkenntnis über die herrschende Übertragungssituation und deren Phänomene ist ausgeschlossen.

Diese schwierige Erkenntnislage des Analytikers, der Analytikerin ist nicht nur eine Folge der tatsächlich komplizierten Verhältnisse, sondern der Vermischung von Konzepten über die Psyche (Theorie) und dem eigentlichen Tun des Analytikers, der Analytikerin (Methode, Praxis). Mit dieser Ungenauigkeit ist eine widersprüchliche Vorstellung vom psychoanalytischen Handeln als Kunst oder Technik verbunden. Das Übertragungs-Gegenübertragungskonzept, das sowohl in der Theorie als auch in der Behandlungssituation verankert ist, ist davon besonders betroffen. Der theoriebildenden Erkenntnis und der psychoanalytischen Methode liegen verschiedene Denkweisen zugrunde. Deshalb sind eine Abgrenzung und sorgfältige Überprüfung des Transports von Erkenntnissen von einer Sphäre in die andere nötig. Argelander spricht vom Handlungsdenken in Abgrenzung vom begrifflich synthetischen Denken und verweist auf die Gefahr, »unsere Methode immer mehr in Richtung auf eine pseudowissenschaftliche Methode zu verändern, indem wir durch unser theoretisches Wissen alles erklären zu können glauben, was der Patient uns in seinem Material anbietet« (Argelander 1985, S. 15). Auch Freud machte einen deutlichen Unterschied zwischen der Technik und der synthetischen Denkarbeit. »Es ist zwar ein Ruhmestitel der analytischen Arbeit, dass Forschung und Behandlung hier zusammenfallen, aber die Technik, die der einen dient, widersetzt sich von einem Punkte an doch der anderen« (Freud 1912, S. 380).[9] Im Kontext von Theorie und Theoriebildung reichen Plausibilität und der Erklärungswert im Rahmen der konkreten psychoanalytischen Szene nicht aus. Theorien müssen allgemeinen wissenschaftlichen Kriterien genügen und

9 Hartmuth König beschäftigt sich ausführlich in einem Artikel über den Erkenntnisprozess des Analytikers, der Analytikerin mit der Balance und dem Wechselspiel von Wissen und Empathie und gibt einen Überblick über die Geschichte der Ansichten und Kontroversen dazu (König 1996).

einer allgemeinen Psychologie des Menschen dienen. In dieser Verallgemeinerung verlieren Theorien aber ihren unmittelbaren Wert für die Behandlung. Erst ihre »Entwissenschaftlichung«, ihre Rückführung in Erzählungen, lässt sie in der konkreten psychoanalytischen Situation eine kreative Wirkung entfalten (vgl. das Kapitel über die Rolle der Theorie in dieser Arbeit).

Die Ansichten über das psychoanalytische Handeln als Kunst oder Technik sind mit denen über das Verhältnis von Theorie und Praxis verbunden. Als Technik ist Psychoanalyse abgeleitet von wissenschaftlichen Theorien und somit der Theorie nachgereiht. Als Kunst ist sie unabhängig von Theorie, jedenfalls ist sie der Theorie vorgängig. Vassalli (2014) macht auf eine entscheidende Wende in der psychoanalytischen Vereinigung zur Gewichtung von Technik und Theorie aufmerksam. Bis zu dieser Wende nach dem Zweiten Weltkrieg galt weitgehend Freuds Technikverständnis, das an die griechische Bedeutung von »Technik« als künstlerisches Herstellen anknüpft. »Freud gebraucht den Begriff der Praxis selten und verwendet bevorzugt den präzisen Begriff der Technik, womit er seine analytische Arbeit als ein Hervorbringen, als ein künstlerisches Herstellen qualifizierte« (ebd., S. 254). In den *Vorlesungen zur Einführung in die Psychoanalyse* formulierte Freud das psychoanalytische Tun im Zusammenhang mit der Traumdeutung so: »Unsere Technik besteht darin, durch freie Assoziation zu diesen Elementen (…) andere Ersatzbildungen auftauchen zu lassen, aus denen wir das Verborgene erraten können« (Freud 1917, GW 11, S. 111). Freie Assoziation, Erraten, künstlerische Herstellung (Technik) sind in Freuds Sicht die Ingredienzen psychoanalytischen Handelns. Nach Vassalli galt ihm das Erraten nicht als defiziente Art der Erkenntnis, sondern als die einzige Methode »für das Übersetzen des Unbewussten ins Bewusstsein« (Vassalli 2014, S. 261). Theorien sind demnach die Folge dieses künstlerischen Tuns und haben bei Freud in der Behandlung eher den Stellenwert von Einfällen: »Wir machen keine Theorien, sie müssen einem wie ungebetene Gäste ins Haus fallen, während man mit Detailuntersuchungen beschäftigt ist« (Freud / Ferenczi 1996, Bd. II, S. 138). Dieser »Gaststatus« der Theorien (vgl. Vassalli 2014, S. 253), die sich wie zufällig aufdrängen, zeigt die Vorrangstellung der Technik gegenüber Theorien. Entgegen dem aktuellen Wissenschaftsverständnis geht die Behandlungsmethode der psychoanalytischen Theorie voraus und ist nicht von dieser abgeleitet.[10] Die-

10 Vgl. dazu Deserno 1990, Kapitel 2, und Reiche 1990, S. 49ff.

ses, dem herrschenden Wissenschaftsverständnis zuwider laufende Verhältnis von Theorie und Praxis, könnte, so Vassalli, der Grund für den oben erwähnten Schwenk sein: Das Erraten war den Analytikern und Analytikerinnen suspekt geworden und sie wollten dem misstrauischen Blick der Wissenschaft standhalten. Im *Roster* der Internationalen Psychoanalytischen Vereinigung (IPV) findet sich eine, gegenüber Freud neue Definition der Psychoanalyse, die die Wende markiert: »Der Begriff Psychoanalyse bezieht sich auf eine Theorie über die Struktur und Funktion der Persönlichkeit, auf die Anwendung dieser Theorie auf andere Wissenschaftsbereiche und schliesslich auf eine bestimmte psychotherapeutische Methode« (zit. nach Vassalli 2014, S. 257f). Demnach ist die psychotherapeutische Methode eine Ableitung aus der Theorie, eine Technik im heutigen Sinn und keine künstlerische Herstellung im traditionellen Sinn. Moderne Psychoanalytiker und Psychoanalytikerinnen sind in ihrer Haltung zu ihrem psychoanalytischen Tun deshalb gespalten: Einerseits muss das in einer Behandlungsszene gewonnene Verständnis für die unbewusste Innenwelt der Patienten und Patientinnen mit den anerkannten psychoanalytischen Theorien begründet werden, davon abgeleitet erscheinen, andererseits zeigt sich in diesem Verständnis der Weg seiner Gewinnung als eine kreative, geradezu geniale Erfindung, die in ihrer psychologischen Evidenz befriedigt. Hierin spiegeln sich die widersprechenden Auffassungen von Technik als Kunst und theoriegeleitetem Handeln. Die Erkenntnislage der Analytiker und Analytikerinnen ist in beiden Fällen unterschiedlich: Theoriegeleitetes Handeln erfordert eine neutrale, wissende Position, künstlerisches Herstellen eine beteiligte, spielerische und gerade nicht neutrale Haltung.

Übertragung und Gegenübertragung sind nachträgliche theoretische Konzepte, die Vorgänge in Psychoanalysen in einen psychoanalytischen, psychogenetischen Rahmen sinnvoll einordnen und die therapeutisch relevanten Veränderungen in psychoanalytischen Behandlungen erklären. Für die Beschreibung der psychoanalytischen Methode und als Technik sind diese Konzepte ungeeignet. Die aus Erfahrungen abgeleitete, berühmte Annahme von Paula Heimann (1950), wonach das Unbewusste des Analytikers das des Patienten verstünde, indem der »psychische Kontakt auf einer tiefen Ebene (…) in Form von Gefühlen an die Oberfläche« käme, die der Analytiker als Reaktion auf den Patienten, als Gegenübertragung, bemerkt (Heimann 1996, S. 181), ist keine Beschreibung der psychoanalytischen Methode und Anleitung zur Technik. Diese Aussage erklärt vielmehr, dass und warum die Gefühle der Analytiker und Analytikerinnen bedeutsam für das Verständnis der unbewussten Anteile der Beziehung sind.

Die Übertragung wirft ein Licht auf die Bedeutung der Vergangenheit für das aktuelle Handeln der Menschen und erklärt, wie es möglich ist, in einer Sprechanalyse eine reale Veränderung herbeizuführen: Niemand kann »in absentia oder in effigie erschlagen« (Freud 1912b, S. 374) werden. Die Übertragungsanalyse beschreibt nicht das Tun des Analytikers, der Analytikerin, die Übertragung ist eine nachträgliche Verarbeitung des vom Analytiker, der Analytikerin Wahrgenommenen und Konstruierten (Erratenem). Die Verwechslung der Methode mit den aus ihr abgeleiteten Theorien wird durch das Junktim von Forschen und Heilen unterstützt, wenn der Unterschied des Denkens beim »Heilen« und beim Konzeptualisieren von Theorien verwischt wird.

Jenseits von Übertragung und Gegenübertragung

Im Folgenden gilt dem »Erraten« als Technik einer künstlerischen Herstellung die Aufmerksamkeit. Was beobachten Analytiker und Analytikerinnen und wie und nach welchen Vorgaben fügen sie die Beobachtungen zusammen? Wie also nehmen Analytiker und Analytikerinnen wahr, wie denken und deuten sie?

Die Szene

Eine Metakategorie, Definition von Szene, Sinn der Szene, Subjektivierung, die Behandlungsszene.

Szene umschreibt die wechselseitig motivierte, aufeinander bezogene Interaktion mehrerer Personen und kann mit einer Szenenüberschrift, etwa »das Drama des Ödipus« oder durch die Darstellung des Hin und Her, der Wechselbeziehung der interagierenden Personen, beschrieben werden. Konkret beginnt eine Szene zumeist mit der Angabe des Ortes des Geschehens und der Einführung einer oder bereits aller beteiligten Personen. Ein Orts- und Personalwechsel bezeichnet häufig das Ende dieser und den Anfang einer neuen Szene. Eine Szene ist sinnvoll, wenn die Motive der darin handelnden Personen erkennbar und aufeinander bezogen sind. Der Sinn einer Szene ergibt sich daher aus dem aufeinander bezogenen Handeln der Personen.

In der Psychoanalyse handelt es sich um eine Behandlungsszene, der sich die Aufmerksamkeit des Analytikers, der Analytikerin mit dem Ziel zuwendet, die subjektiven Motive der handelnden Personen deutlich werden zu lassen. Objektive Erklärungen treten zurück oder werden ausgeschaltet. Dadurch wird die aktuelle Szene mit Analytiker, Analytikerin und Patient, Patientin zur Referenz- oder Metaszene, aus der das Geschehen seine Bedeutung erhält. Die

Veränderung findet in dieser Szene statt, denn sie ist eine reale, jetzt wirksame Gestalt.

Anders als für Argelander und mit Einschränkung auch Lorenzer ist für mich die Szene eine Metakategorie und nicht ein Zusatz zu oder nur eine Erweiterung der bisher bekannten Informationsquellen. Argelander unterschied szenische von objektiven und subjektiven Informationen im psychoanalytischen Gespräch (Argelander 1970, S. 14), Lorenzer das szenische vom logischen und psychologischen Verstehen (Lorenzer 1970, S. 104–160). Aus deren Sicht werden den bekannten Informationsquellen und Verstehensoperationen eine weitere, zentrale hinzugefügt. In meiner Sicht ist die Szene nichts Zusätzliches, sondern etwas Unausweichliches und Übergeordnetes. Die aktuelle Szene, ich nenne sie Metaszene, ist umfassend. Alles, was darin geschieht oder gesagt wird, bekommt daraus seine Bedeutung, und es gibt keine von dieser Szene unabhängige sprachliche oder nonverbale Mitteilung: Alles ist ein Beitrag zur dramatischen Entwicklung der aktuellen Analytiker-Patient-Szene. Neben ihrem allgemeinen Informationsgehalt hat demnach jede Mitteilung einen Beziehungsaspekt und ist eine Mitteilung über die aktuelle Beziehung und deren Gestaltung. Man könne, »wie immer man es auch versuchen mag, nicht *nicht* kommunizieren« (Watzlawick et al. 1969, S. 51; Hervorh. i. O.). Auf die Szene übertragen bedeutet das, dass man die Szene nicht *nicht* gestalten kann. Wenn die so oder so gestaltetete Szene einmal installiert oder gedacht ist, bestimmt sie, wie weitere Mitteilungen zu verstehen sind. Jede weitere Mitteilung ändert diese Szene und führt sie weiter, gestaltet sie um usw. (vgl. Laimböck 2013a). Die Metaszene liefert den Bedeutungsrahmen für alle Ereignisse; sie ist nicht zu über- oder unterschreiten. Ob diese Szene mehr oder weniger bewusst ist, hängt von der Aufmerksamkeit ab, die sie bekommt. Die Grenze zwischen Übertragung und Nicht-Übertragung löst sich in dieser Sicht auf, die Szene ist übergeordnet. Das szenische Drama nimmt so oder so seinen Lauf und etwaige – gedachte – infantile oder unbewusste Motive mischen mit. Vom methodischen Standpunkt aus richtet sich das Interesse des Analytikers, der Analytikerin auf diese Szene und vor allem, wie ich noch ausführen werde, auf die Sinnlücken in der Szene.

Durch die besondere Gestaltung der beiden Subjekte erhält jede konkrete Behandlungsszene ihre eigene Note. Trotz dieser persönlichen Ausgestaltung lässt sich aber das Verhalten der Akteure aus ihrer Motivation ableiten, eine Behandlung durchzuführen oder zu erhalten. Die vom Analytiker, der Analytikerin vorgefundene szenische Oberfläche ist aufgrund dieser persönlichen Gestaltung von Anfang an ein reichhaltiges und vielfältiges Gebilde, das Einblicke in die Besonderheiten der beteiligten Personen gewährt. Die differenzierte Wahrnehmung dieser ausgestalteten Szene ist der erste Schritt im Rahmen der psychoanalytischen Methode. Bevor wir zu weiteren Schritten und methodischen Aspekten kommen, sei eine Konsequenz aus dieser Sicht auf die Szene hervorgehoben.

Die Behandlung als Szene zu verstehen, fokussiert auf subjektiv motiviert handelnde Personen und nicht auf die Krankheit, beziehungsweise auf die therapeutische Intervention. In einer ärztlichen Behandlung wäre es beispielsweise unüblich, wenn Arzt, Ärztin und Patient, Patientin sich ihrer Interaktion, der Art und Weise, wie sie sich begegnen, zuwenden würden. In der Arztpraxis stehen unabhängig von den beteiligten Personen die Krankheit und deren Behandlung im Vordergrund. An welcher Krankheit leidet der Patient, die Patientin und mit welchen Maßnahmen ist diese Krankheit zu behandeln? Die sich natürlich auch entwickelnde Szene wird in der ärztlichen Praxis zugunsten der scheinbar unpersönlichen, auf medizinischer Wissenschaft basierenden Behandlung der Erkrankung weitgehend in den Hintergrund gedrängt. Wenn aber, wie in der psychoanalytischen Behandlung, die Szene ins Zentrum der Aufmerksamkeit gestellt wird, treten die handelnden Personen und nicht mehr die Krankheit in den Vordergrund. Diese szenische Sicht wird durch den psychoanalytischen Rahmen und vor allem durch die dazu gehörende Abstinenz des Analytikers, der Analytikerin unterstützt. Analytiker und Analytikerin halten sich zurück und »behandeln« eher wenig. Damit erhält die szenische Gestaltung durch den Patienten, die Patientin großen Spielraum und die Aktivitäten des Analytikers, der Analytikerin treten in den Hintergrund. Eine Folge dieser szenischen Sicht nannte ich an anderer Stelle »Subjektivierung«: Alles, was in dieser Szene geschieht und wahrgenommen werden kann, wird als von einer der beteiligten Personen beabsichtigt interpretiert und wird damit als sinnvoller Teil der Szene und nicht als ein auf objektive Ursachen zurückgehendes Ereignis angesehen. Diese Subjektivierung ist kein Kunstgriff, wie es scheinen könnte, sondern eine Folge der szenischen Sicht und steht auch in keiner Konkurrenz zu einer objektivierenden Sicht. Da Ereignisse in Szenen immer auf subjektive Motive und objektive Ursachen zurückzuführen sind, gilt es nicht mehr, sich für eines der Beiden grundsätzlich zu entscheiden. Wie Schafer (1982) bemerkte, sind Tatsachen zumeist im gleichen Maße geschaffen wie gefunden. Wird wie in psychoanalytischen Behandlungen der Blick auf die Szene gewählt, so treten automatisch die subjektiven Gründe, die Motive der handelnden Personen als »Verursacher« hervor, objektive Ursachen treten in den Hintergrund.

Diese subjektivierende Sicht, in der der Patient, die Patientin als Handlungszentrum erscheint – wie in den andere Kapiteln zu sehen sein wird, könnte auch der Analytiker, die Analytikerin oder erzählte Personen diese Rolle bekommen –, könnte als Rückfall in ein ptolemäisches Weltbild missverstanden werden. Ähnlich der Erde als Zentrum des Sonnensystems wird der Mensch in dieser Sicht ins Zentrum gerückt, um den sich die anderen Phänomene drehen oder gruppieren. Diese Sicht kann nicht als Rückfall, sondern als Antwort auf die kopernikanische Sicht mit der Erde oder dem Individuum als Teil eines unendlichen, nicht umgrenzten Ganzen, bewegt und angezogen von fremden Kräften, verstanden werden. Die zwiespältige Situation des Menschen zwischen Subjekt und Objekt erfordert die ständige psychische Arbeit, sich als Entität, als Person zu fühlen, zu erzeugen und zu erkennen und zugleich das Ausgeliefert-Sein an fremde, außerhalb der eigenen Person liegende Kräfte anzuerkennen.

Nach Laplanche (2005) sind es im psychischen Kontext die fremden sexuellen rätselhaften Botschaften des Anderen, auf die das Subjekt antwortet. »Es gibt vorrangig den Anderen, der sich an mich richtet, mich anredet, den Anderen, der etwas von mir will« (ebd., S. 31). Auf die Behandlungsszene bezogen, ist sie deshalb immer auch durchsetzt und zerrissen von fremden Botschaften, die sich, wie ich weiter unten zeigen werde, als Sinnlücken zu erkennen geben. Die Dezentrierung oder die sinnlose Szene, die diese Kräfte bewirken, löst die synthetisierende Antwort aus, in der dem Kopernikanischen das Ptolemäische entgegengesetzt wird. Laplanche meint, dass diese psychoanalytische Situation die »ursprüngliche Situation des Menschen *wiederholt*« (ebd., S. 36), sie sei deshalb »zugleich ptolemäisch und kopernikanisch« (ebd., S. 36).

Eine besondere Situation aus einer psychoanalytischen Behandlung soll dies verdeutlichen: In die Analysestunde am 11. 9. 2001 kommt der Patient wie immer in seine Stunde, wir begrüßen uns, er legt sich auf die Couch, wartet ein wenig, wie immer, und sagt: »Soeben ist in New York das World Trade Center eingestürzt.« »Hm«, ich bin irritiert und in meinem Kopf geht herum, ob das wahr sein kann oder was das jetzt soll. Mein »Hm« und die folgende Pause veranlassen den Patienten nachzuschieben, dass zwei Flugzeuge in das World Trade Center geflogen seien. Pause. Diese Mitteilung erhöht meine Irritation und verschärft das innere Problem, ob das denn wahr sein kann und wenn nicht, warum er dies dann behauptet. Ich frage mich, welche Aggressionen diesen Mann umtreiben, was diese Phantasie bei ihm ausgelöst haben könnte, und ich bleibe unsicher, ob er schockieren will oder von der Wirklichkeit berichtet. Nach einer weiteren Pause entlässt mich der Patient aus meiner Unsicherheit und schildert die Ereignisse genauer.

Aus psychoanalytischer, auf die Szene gerichteter Sicht geht es darum, wie der Patient dieses Ereignis benutzt, um seine subjektiven Anliegen in der Behandlungsszene umzusetzen. Er versetzt seine Analytikerin in einen hilflosen, orientierungslosen Zustand. Nicht nur, dass sie verführt werden soll, ein megaobjektives Ereignis analytisch zu deuten, um dann quasi ausgelacht zu werden und sie und diese Psychoanalyse in ihrer Lächerlichkeit vorzuführen, es geht auch um die Verkehrung der Verhältnisse in der Szene, wie sie der Patient offenbar erlebt: Nicht er ist hilflos, desorientiert und der Lächerlichkeit preisgegeben, sondern die Analytikerin, die er in dieser Phase der Analyse als eine ihre Überlegenheit ausnutzende Person erlebt oder zumindest fürchtet. Er hatte Zugang zu dieser Information, bevor alle Welt von ihr erfuhr, und er nutzte in dieser Szene seinen Vorsprung zur Machtumkehr aus.

Das Beispiel zeigt, dass die Motive des Patienten im Rahmen dieser Szene interessieren, ungeachtet der Tatsache, dass die geschilderten Ereignisse tatsächlich stattgefunden haben und die Ursachen dafür außerhalb der Analyse liegen. Angesichts dieses überwältigenden Ereignisses hätte wohl jeder Patient, jede Patientin davon berichtet. In der psychoanalytischen Situation ginge es aber in jedem Fall darum, wie der jeweilige Patient, die jeweilige Patientin dieses Ereignis zur Gestaltung der aktuellen Szene nutzt und wie die Metaszene auch noch derart objektiven Ereignissen ihre ganz eigene Bedeutung verleiht.

Die subjektivierende Sicht auf diese Analysestunde kann auch als Versuch interpretiert werden, trotz des gravierenden äußeren Ereignisses die Analyse aufrecht zu erhalten. Das Beispiel zeigt, wie das äußere, gewaltige Ereignis, das »Widerfahrnis« (Waldenfels 2002, S. 61) die Szene zerreißt. Die Zerstörung der Twin-Towers kann man als Gleichnis für ein Katastrophenereignis astronomischen Ausmaßes ansehen, als eine gravierende Zerstörung von Materiellem und in der Folge von Weltbildern, ohne jeden Sinn. Ein Chaos entsteht und es wird in der Analyseszene wie im Allgemeinen durch die Einführung von Sinn und Bedeutung bewältigt: Es handelt sich zum Beispiel um einen Racheakt an den, die arabische Welt unterdrückenden und demütigenden Amerikanern oder um den Auftakt einer kriegerischen Auseinandersetzung zwischen Taliban und USA usw. Je nach Kontext entstehen unterschiedliche Sinnversionen. Das subjektivierende Verstehen in der Stunde kann ähnlich den Erklärungsversuchen im Allgemeinen als Antwort auf das unabänderliche und sinnlose Einschlagen dieser Nachricht in diese Szene verstanden werden.

Der psychoanalytische Umgang in und mit der Szene

Die unvollständige Szene, Sinnlücken, Umgestaltung, Angst, Zerreißen, Warten, Erklärungsansätze für die Möglichkeit einer kreativen Neuordnung, Deutung, Psychoanalyse als Erzeugung und Bearbeitung von Traumata.

Die Szene ist selten oder nie eine widerspruchsfreie Ganzheit. Sie weist Sinnlücken auf, wenn die Motive der beteiligten Personen nicht oder teilweise nicht sichtbar oder nachvollziehbar sind. Wie zahlreiche Experimente aus der Gestaltpsychologie[11] gezeigt haben, neigt aber unsere Wahrnehmung dazu, Abweichungen von einer stimmigen Gestalt zu nivellieren, zu übersehen und zu überbrücken. Nach Gestaltprinzipien wird das Wahrgenommene zu einer guten oder prägnanten Gestalt geformt.

> Bei der Frage, wie denn die Strukturierung oder, allgemeiner, die Ordnung seelischer Gebilde und Vorgänge zu erklären sind, kommt der systemtheoretische Ansatz der Gestaltpsychologie zur Geltung, innerhalb dessen die Tendenz zur Prägnanz oder guten Gestalt als grundlegendes dynamisches Ordnungsprinzip gilt. (Tholey 1999, S. 253).

Diese Tendenz wirkt auch bei der Wahrnehmung von Beziehungssituationen: Unstimmigkeiten werden überbrückt und Motivlücken geschlossen, um eine ungestörte, harmonische Verlaufsgestalt zu ermöglichen oder zu erhalten. Deshalb erscheint erst bei näherem Hinsehen und bei Unterdrückung der psy-

11 Zu den folgenden Überlegungen vgl. auch Bruno Waldvogel (1992), der eine ausführliche Darlegung der historischen und aktuellen Verbindungen von Gestaltpsychologie und Psychoanalyse vorgelegt hat.

chischen Tendenz zu geschlossenen Gestalten, die Szene als ein vielfach zerrissenes Gebilde. An den und durch die Bruchstellen können Umstellungen, Umzentrierungen und Neuordnungen der Szene erfolgen, weil die vorgesehene Gestalt hier am ehesten zu zerfallen droht. Diesen Akt der kreativen Neuordnung müssen Analytiker und Analytikerinnen bewerkstelligen, wenn sie zu einer Deutung beziehungsweise einer neuen Sinnversion kommen wollen. Nachdem sie entlang der bereits vorhandenen Sinnlücken neue Entstellung erzeugt haben, indem sie etwa Inhalte aus ihrem vorgegebenen Kontext lösen, in einen anderen stellen und damit ihre Bedeutung variieren, bedienen sie sich in synthetisierender Absicht der bekannten Gestaltungsprinzipien.

In seiner Arbeit über die Deutung zwischen Determinismus und Hermeneutik beschreibt Jean Laplanche »die Deutung in der Analyse als eine Methode der Dekonstruktion mit dem Ziel, neuen Konstruktionen Raum zu schaffen, die das Werk des Analysanden sind« (Laplanche 1992, S. 467). Neben der bereits vorhandenen Zerrissenheit entstellen, dezentrieren oder zerreißen Analytiker und Analytikerinnen somit zuerst Gestalten, um dann mittels der unter dem Einfluss der aktuellen Beziehung stehenden gestalterischen Fähigkeiten neue Gestalten, d. h. Sinnversionen zu erzeugen. Allen an der Szene Beteiligten ist an der guten Gestalt gelegen. Die kreativen Neubildungen können deshalb Schöpfungen der Analytiker und Analytikerinnen oder der Patienten und Patientinnen sein. Ich würde sie aber nicht, wie Laplanche, ausschließlich den Patienten und Patientinnen zuordnen. Wenn Schneider die von Bion benannte Oszillationstendenz zwischen »depressiver (Verbindung) und paranoid-schizoider Position (Auflösung, Ent-Bindung) auf den behandlungstechnischen Meta-Diskurs« überträgt, konzeptualisiert er in anderer Theoriesprache diesen Vorgang (Schneider 2006, S. 918).

Zu dieser Vorarbeit des Analytikers, der Analytikerin zur eigentlichen Gestaltfindung, das Stehenlassen unzusammenhängender oder widersprüchlicher Inhalte und das Lösen aus bekannten Kontexten, gehört das von Analytikern und Analytikerinnen beschriebene eher unangenehme Gefühl der Verwirrung und des Irritiert-Seins. Es ist die Folge einer Dezentrierung, die der Umzentrierung (Wertheimer 1957), der eigentlichen Gestaltfindung, vorausgeht. Umzentrierung setzt eine vorübergehende Dezentrierung voraus. Diesen Zustand des Dezentriertseins könnte man in unserem Zusammenhang auch Nicht-Verstehen nennen. Er fühlt sich wie ein Bedroht-Sein von Verwirrung (Meltzer) an und setzt die Bereitschaft voraus, sich Krisen der Verwirrung und

Instabilität auszusetzen (Brocher und Sies). Kruse spricht von Instabilität und Ambiguität, die die Möglichkeit eines sinnhaften Gestaltwechsels beinhalten, Hohage von der von Analytikern und Analytikerinnen verlangten hohen Ambiguitätstoleranz (vgl. hierzu Waldvogel 1992, S. 207). Zwiebel nennt diesen Moment eine sich wiederholende »problematische Situation«.

> Es entwickelt sich nämlich fast regelhaft eine Situation, die ich hier als »problematischen Moment« oder »problematische Situation« bezeichnen möchte: Charakteristisch dafür ist ein Verlust des entspannten Zuhörens, ein verändertes Erleben der analytischen Situation und manchmal auch auftauchenden symptomatischen Reaktionen auf Seiten des Analytikers. Im Zentrum dieser Situation steht das Gefühl, die aktuelle Situation mit dem Patienten in seiner Bedeutung nicht mehr ausreichend zu verstehen. (Zwiebel 2004, S. 845)

Stemmer ortet in diesem Moment den Anschein des »Gesetzlosen« und damit des potentiell Ängstigenden, weil die Ereignisse meist nicht sogleich mit Bedeutung versehen werden können. Diese Augenblicke psychoanalytisch zu handhaben, hieße der Versuchung zu widerstehen, »sie vorzeitig in ein enges, weil sicher und vertrautes Konzept zu zwängen« (Stemmer 2006, S. 457). Lichtenberg (1999, 2007) bringt diesen Moment in Psychoanalysen in Verbindung mit impliziten Botschaften, mit prozeduralem Geschehen im Gegensatz zu verbalen Äußerungen und linearen Verläufen. Die daraus entstehende Verwirrung im Analytiker, der Analytikerin könne lange Zeit anhalten, während er oder sie »erst einmal ausharrte und ganz gelöst nach einer Erklärung Ausschau hielt« (Lichtenberg 2007, S. 126).

Um in dieser Warteposition die Gelöstheit zu bewahren, bedarf es des Vertrauens darin, dass es sich zu warten lohnt, weil das ersehnte Objekt (ein Einfall, eine Deutung) gewöhnlich auftaucht. Man könnte vom Urvertrauen der Analytiker und Analytikerinnen in die inneren kreativen Prozesse sprechen. Aisenstein (2014) verbindet dieses Warten mit dem primären Masochismus und betont die dabei geleistete psychische Arbeit. Wesentlich erscheint mir der Hinweis, »dass das Warten lustvoll ist, wegen der psychischen Arbeit, die es erfordert« (ebd., S. 3). Als zentraler Bestandteil unsere Methode kann die psychische Arbeit der Analytiker und Analytikerinnen beim Warten als lustvoll erlebt werden. Dieser lustvoll masochistische Charakter unserer Arbeit ist den täglich wartenden, sich zurückhaltenden, aber gleichzeitig mit ihren

Gedanken spielenden Analytikern und Analytikerinnen wohl vertraut. Für die Ausübung des Berufs ist die libidinöse Besetzung dieser Zurückhaltung bei gleichzeitiger innerer, kreativer, nach Lösung und Befriedigung suchender Gedankentätigkeit unabdingbar. Das darin enthaltene Begehren treibt die kreative Gestaltung, die Umbildungen, die Neuzentrierungen und Ähnliches an und überwindet im guten Fall die Beharrungstendenz als Sehnsucht nach den immer gleichen Erklärungsmustern.

Die Patienten und Patientinnen durchlaufen einen ähnlichen Prozess. Auch sie müssen Sicherheit verlassen, Instabilität und Verwirrung zulassen, um zu einer neuen Sinnversion zu kommen. In ihrer in der Szene aktuellen Notlage sind sie bereit, bekannte Interpretationsmuster aufzulösen, Unklarheiten zu akzeptieren und sich so einer inneren Irritation auszusetzen.

Die Sinnlücken in der Metaszene hinterlassen im Analytiker, in der Analytikerin Verständnislücken und führen zu einem Deutungsdruck.[12] Gestaltpsychologisch ausgedrückt, wirkt das Prinzip, Wahrnehmungen zu einer geschlossenen Gestalt zu organisieren, als ein Drängen, das den Analytiker, die Analytikerin vorbewusst das Material nach möglichen Ergänzungen, Erklärungen, Lückenfüllern absuchen lässt. Alle inneren und äußeren Wahrnehmungen während der aktuellen Behandlungsstunde sind dafür geeignetes Material: introspektiv bemerkte Gefühle, Einfälle, Phantasien, Erinnerungen des Analytikers, der Analytikerin und alles Gehörte, Gesehene, Gerochene etc. All dies kann als Material für eine Sinnversion dienen, die die Lücken in der Szene zu schließen in der Lage ist.

Dieser Vorgang erfordert die von Argelander dargestellte zyklische Art des Denkens. Der Analytiker, die Analytikerin bewegen sich in einem Text oder einer Gesprächssituation nicht linear, sondern zirkulär fort, gehen im Text oder der Situation vor und zurück, verknüpfen neu, verfahren ein Stück linear, um dann wieder eine Schleife zu machen, neu zu verknüpfen und so fort.

> Diese Tatsache – einer sich nachträglich abzeichnenden Sinngestalt – fordert die technische Konsequenz, in der Erfassung der Bedeutung der Daten nicht linear progredient vorzugehen und dabei nur die neu gewonnenen Informationen zu beachten, sondern sich vielmehr zirkulär auch die zurückliegenden Daten vor Augen zu führen. (Argelander 1991, S. 71)

---

12 Zum Denken der Psychoanalytiker vgl. Laimböck 1994.

Die gleichschwebende Aufmerksamkeit kann als »technische Konsequenz« (ebd., S. 71) daraus angesehen werden.

Die Deutung als eigentliche Gestaltfindung ist ein mit einem Evidenzgefühl verbundener kreativer Moment. Analytiker und Analytikerinnen empfinden die Deutung wie eine plötzliche Einsicht, einen »Umschaltvorgang«. Der Gestaltpsychologe Wertheimer beobachtete, dass auch bei Intelligenzaufgaben und wissenschaftlichen Fragestellungen der Problemlösungsprozess eine dynamische Qualität besitzt. Ähnlich dem hier entfalteten Modell der psychoanalytischen Einsicht

> beschrieb Wertheimer für rein intellektuelle Denkprozesse, dass bei diesen der Einsicht ebenfalls häufig eine Krise, ein unklarer Stand der Dinge vorausgeht, aus der dann irgendeine unklare Ahnung der Lücke auftaucht, die auf Richtungen der Umzentrierung hinweist, bis diese irgendwann plötzlich in eine zündende Idee umschlägt. (zit. nach Waldvogel 1991, S. 206)

Die Sinnsuche und das Schließen der Sinnlücken hat neben dem synthetisierenden Effekt zugleich einen dissoziierenden: Das Verzögern der gestalterischen Vorgänge wirkt dissoziativ, hält Gestaltung auf und erhält dissoziative Zustände länger als üblich oder nötig. Der dadurch verstärkte Drang, diese dissoziativen Zustände zu beenden und eine Gestalt, eine Deutung, zu finden, erzeugt notgedrungen seinerseits neue Dissoziationen. Die Kreation einer neuen, stimmigen Gestalt erfordert oft, Ganzheiten zu zerreißen, um zur Neugestaltung geeignetes Material zu gewinnen. Hier werden Zusammenhänge hergestellt und an anderer Stelle aufgelöst.

Klein (1962, S. 131ff; Segal 1964) beschreibt diese inneren Vorgänge als Zerstückelung und Wiederherstellung. Für Haas ist der Mensch deshalb ein »seelischer Kannibale« (Haas 2006, S. 353), wenn er psychische Stoffwechselprozesse, wie Trauerprozesse und, ich füge hinzu, Neugestaltungen in Psychoanalysen einleitet. Es wird zerlegt und die Teile mit anderen Inhalten oder in anderer Anordnung neu verbunden. Die Klein'sche Theorie setzt diese Vorgänge in einen triebhaft, affektiven Kontext und betont bei diesem eben nicht rein kognitiven Geschehen die an diesen Prozessen beteiligten aggressiven und libidinösen Kräfte. Dies belegen die oben beschriebenen Gefühle des Irritiert-Seins und der Unruhe oder gar der Angst in diesen Zuständen des Nicht-Verstehens beziehungsweise Umzentrierens.

Welche Prozesse den Analytiker, die Analytikerin das Material so ordnen lassen, dass eine Deutung entsteht, die in der Lage ist, Lücken zu schließen und neue Gestalten zu erzeugen, ist vielfach diskutiert worden. Im weitesten Sinn gehört dies zum Studium kreativer Prozesse. Die im Folgenden dargestellten Überlegungen und Ansätze sind mögliche Erklärungen für den beobachtbaren Vorgang der Gestaltfindung in Analysen angesichts der Lückenhaftigkeit der Szene. Sie sind weitgehend aus der psychoanalytischen Theorie abgeleitet und deshalb *nicht* methodische Anregungen oder Teil der methodischen Überlegungen.

Bei allen im Folgenden dargestellten Überlegungen ist die innere Beteiligung des Analytikers, der Analytikerin als Motor für Umgestaltungen wichtig. Sie sind mit ihren eigenen triebhaften Tendenzen in der Szene präsent, und diese können, gemeinsam mit dem erwähnten Deutungsdruck, eine Quelle für kreative Bildungen sein, wie etwa Kekules Einfall zum Benzolring, an dem ein Triebbedürfnis und ein ungelöstes kognitives Problem beteiligt waren (vgl. Mitscherlich, A. 1972). Wie bereits erwähnt hat Heimann (1950) in ihrem vielzitierten Aufsatz die Möglichkeit beschrieben, dass das Unbewusste des Analytikers mit dem des Patienten kommuniziere und somit die Gegenübertragungsgefühle eine Antwort auf die unbewussten Komplexe des Patienten seien. So können Analytiker und Analytikerinnen aus dieser Quelle Verstehen und Zusammenhangsbildungen schöpfen.

Ein ähnliches und ebenso weitreichendes Zusammenspiel der Unbewussten beschreibt Michel de M'Uzan und nennt es das »paradoxe System« (M'Uzan 1996, S. 53). Es wird wirksam, wenn in Analytikern und Analytikerinnen im Zustand des Sich-treiben-Lassens fremdartige Bilder auftauchen, die mit den Erzählungen der Patienten und Patientinnen zunächst nichts zu tun zu haben scheinen.

> Real steht dieses »paradoxe Funktionieren« in Beziehung zu dem, was sich an der Grenze zwischen Unbewusstem und Vorbewussten des Patienten abspielt. Es ist, als sei der psychische Apparat des Analytikers in diesem Augenblick wie im Traum zu einer »Provinz« des psychischen Apparats des Patienten geworden. (ebd., S. 54)

Diese Erscheinungen im Analytiker, der Analytikerin sind in hohem Maße widersprüchliches Material. Es taucht in dieser aktuellen Stunde auf, ist aber noch nicht verknüpft und erinnert somit an den oben erwähnten »gesetzlosen

Moment« (Stemmer 2006). Für M'Uzan (1996) ist dieses paradoxe Funktionieren Quelle für Material und auch für Deutungen. Für Ferro sind die von ihm sogenannten co-narrativen Transformationen oder die transformierende Co-Narration Abkömmlinge der Psyche des Einen wie des Anderen (Ferro 2005, S. 47); er betont damit die Herkunft der Gestaltung aus einem Zusammenspiel der beiden Psychen. Die Vorstellung, dass dabei Betaelemente mit Alphaelementen (vgl. Bion 1962) angereichert werden und somit Unbewusstes erst gebildet wird, hat für mich eine Affinität zu der Ansicht, dass unverbundene, nicht verdaute Aspekte sich formal in Widersprüchlichkeit und Uneindeutigkeit ausdrücken und durch Zusammenhangsbildung mit anderen Aspekten zu einer sprachlichen Gestalt gelangen. Bions (1962) Konzept der Rêverie, in dem ein träumerisches Ahnungsvermögen wirkt, und die »intersubjektive Bezogenheit« (Stern 1992, S. 285ff) gehören zweifellos in diesen Kontext. Für Warsitz ist »Rêverie« sogar eine Methode »negativer Hermeneutik« (Warsitz 2012, S. 181). Sommer-Frenzel (2006) beschäftigt sich in ihrem Artikel mit Phänomenen der »Hellsichtigkeit« und gibt einen Überblick über relevante Konzepte dazu. Sie können als Beitrag zur Frage gelesen werden, welche Prozesse die Deutung anregen.

Um nicht allzu sehr in »windige« Gefilde abzudriften, kehre ich zu Freud zurück, der im Zusammenhang mit der gleichschwebenden Aufmerksamkeit schreibt:

> Was man auf diese Weise bei sich erreicht, genügt allen Anforderungen während der Behandlung. Jene Bestandteile des Materials, die sich bereits zu einem Zusammenhang fügen, werden für den Arzt auch bewusst verfügbar; das andere, noch zusammenhanglose, chaotisch ungeordnete, scheint zunächst versunken, taucht aber bereitwillig im Gedächtnis auf, sobald der Analysierte etwas Neues vorbringt, womit es sich in Beziehung bringen und wodurch es sich fortsetzen kann. (Freud, GW VIII, S. 378)

Das hier für eine Gedächtnisleistung Beschriebene kann unschwer auf die Art der Zusammenhangsbildung bei Deutungen angewandt werden. Man kann sich vorstellen, dass bei gleichschwebender Aufmerksamkeit unter dem Deutungsdruck und der inneren Beteiligung des Analytikers, der Analytikerin Material, das bisher ungeordnet oder vergessen war, auftaucht und sich so ordnet, dass ein neues Bild erscheint. Die hier angeführten Vorstellungen zeigen, dass die kreativen Vorgänge nicht willentlich kognitiv herbeigeführt werden können, sondern sich im Zustand innerer Freiheit und Ungerichtetheit »ereignen«. Theoretische Überlegungen sind dabei eher kontraproduktiv.

Kehren wir zur Methode, dem Wahrnehmen, Denken und Deuten zurück. In dieser Reihenfolge der Prozesse erscheint die Deutung als Krone psychoanalytischen Vorgehens und die anderen Vorgänge als Vorbereitung auf die eigentliche psychoanalytische Tätigkeit, das Deuten. Diese Bewertung entspricht unserem subjektiven Gefühl einer oft plötzlichen Befreiung im Zusammenhang mit einem kreativen Einfall. Die Deutung erscheint uns als die Krönung unseres auf Veränderung abzielenden Tuns. Diese vom Erleben bestätigte Annahme ist aus theoretischer Sicht infrage zu stellen. Diese Ansicht entspricht einer zentrierenden, ptolemäischen Sicht, wonach alles Geschehen von einem Zentrum ausgeht, hier von den wahrnehmenden, denkenden und vor allem deutenden Analytikern und Analytikerinnen. In einer kopernikanischen, nicht zentrierenden, intersubjektiven, szenischen Sicht, in der es kein Zentrum gibt und in der alle Erscheinungen gleichermaßen von äußeren wie inneren Kräften bewegt und angezogen werden, ist die Deutung nur ein Teil eines komplexeren Geschehens. Diese Sicht auf dieses immer in Bewegung befindliche Universum führt zu keiner Hierarchie der Kräfte und der Prozesse. Die Deutung ist zwar unabdingbar, aber nicht zentral, kreist quasi um andere Zentren und wird von Kräften ausgelöst, die sowohl im Deuter, der Deuterin als auch im Universum des analytischen Geschehens liegen. Weil sie etwas intendiert und zugleich selbst fremden Kräften unterliegt, ist sie zentral und zugleich dezentral.

Diese charakteristische Ansiedlung der psychoanalytischen Methode zwischen Zentrieren und Dezentrieren soll in einem philosophischen Kontext nochmals aufgegriffen werden. Ich knüpfe an Waldenfels' (2002, 2013) Gedankengänge an, die sich dafür eignen, zentrale Vorgänge im psychoanalytischen Prozess zu beschreiben. Zugleich unterstützen sie meine Sichtweise auf die psychoanalytische Methode.

Die Frage im Hintergrund, ob das Unbewusste und die daraus abgeleiteten Anomalien bloße Formen der Unordnung sind oder ob darin auch eine Chance für Neuordnungen steckt, geht Waldenfels Formen der Fremdheit, den Sinnstörungen nach. Wenn sich Erfahrungen bilden, »indem wir *etwas als etwas* meinen«, entstehen »offene und umfassende Welthorizonte«, in die neue Erfahrungen eingeordnet werden. Sinnstörungen »laufen quer zu diesen

Intentionen. Sie durchlöchern oder sprengen den Welthorizont« (Waldenfels 2013, S. 316). Diese Störungen können als produktive Einfälle, aber auch als Traumata wirken. »Da Störungen sich in unseren Intentionen einnisten, erhält alles, was wir unternehmen und was uns begegnet, etwas Doppelbödiges. Unsere Erfahrung ist niemals aus einem Guss, sie ist von Bruchlinien durchzogen« (ebd., S. 316f). »Störungen sind *Ereignisse,* die uns wider Erwarten und wider Willen zustoßen«, sind »*Widerfahrnisse«* (ebd., S. 317), die uns passiv treffen. Diese überraschend auftretenden Ereignisse »sind als solche sinn-los; sie besitzen noch keinen Sinn« (ebd., S. 317). Erst in der Antwort auf diese Ereignisse kommt die Intentionalität hinzu, der »responsive Sinn« (ebd., S. 317). Überraschende Ereignisse lockern Verbindungen im Weltbild (»Als«) und erleichtern Sinnverschiebungen. »Solche Sinnverschiebungen setzen voraus, dass der Sinn, mit dem wir im Alltag Dinge und Personen behandeln, nicht völlig festliegt, dass also nichts und niemand völlig das ist, als was er normalerweise gilt« (ebd., S. 318). »Diese Störanfälligkeit gehört zum Status des Menschen als eines ›nicht festgestellten Tieres‹« (ebd., S. 318).

In der Terminologie der Phänomenologie stellen sich die Sinnlücken in der Szene als »Bruchlinien in der Erfahrung« (Waldenfels 2002) dar, die, weil sie zum Menschen gehören, notwendig auftreten. Eine allzu große Stimmigkeit in einer Szene muss also nicht befürchtet werden. Die Bruchlinien in der Erfahrung treten als plötzliche Störungen, Widerfahrnisse auf, die noch keinen Sinn ergeben und die, weil sie unser Weltbild erschüttern, mit Irritation einhergehen. An diesen Stellen erfolgen Sinnverschiebungen, die nicht nur pathologisch, sondern kreativ sein können und zu Deutungen führen. Die Einführung der Intentionalität kann bei der Erklärung der Phänomene auf die Methode bezogen als die beschriebene Subjektivierung verstanden werden. Sie führt dazu, dass die Ereignisse in Bezug zur aktuellen Szene, das heißt als von den Beteiligten intendiert und auf den Anderen bezogen, gesehen werden. Die gleichschwebende Aufmerksamkeit und die freie Assoziation unterstützen das Auftreten von Bruchlinien. So kann die Psychoanalyse als ständiger Anstoß zu und als ständige Bewältigung von aktuellen »Traumata« bezeichnet werden. Das Trauma erscheint hier in seiner möglichen Wirkung als Anlass zu kreativer Neuordnung und nicht nur, wie in der klinischen Betrachtung üblich, als Anlass für schwere psychische Störungen. Die Kapitelüberschrift »psychoanalytische Aufsprengung der Erfahrung« in seinem Buch *Bruchlinien der Erfahrung* kann als Motto für das psychoanalytische Verfahren gelten. Die

Nähe von produktiven und pathologischen Kräften passt gut zu der von der Psychoanalyse immer schon angenommenen unbestimmten Grenze zwischen »normal« und »krank«.

Das Verhältnis von erzählten Szenen zu der Metaszene

Wachsendes Interesse für Erzählungen überhaupt, Anlass von Deutungen in der Szene, Lücken in der Metaszene haben in der Regel Vorrang.

Analytiker und Analytikerin wenden sich in der Praxis neben der Metaszene auch erzählten Szenen aus dem aktuellen oder dem vergangenen Leben und auch Träumen der Patienten und Patientinnen zu, auch weil das Erzählen von Szenen und Träumen im Laufe einer psychoanalytischen Behandlung zunimmt. Die Patienten und Patientinnen werden durch die Aufmerksamkeit für die Personen und ihre Motive in Verbindung mit den anderen Akteuren dazu angeregt. In der Zunahme von Erzählungen gegenüber dem Mitteilen von Fakten lässt sich eine Verflüssigung von bisher scheinbar Festem und lassen sich Fortschritte in der Analyse erkennen. Auch Patienten und Patientinnen werden zunehmend darauf achten, was in den Szenen gespielt wird.

Zum Beispiel könnte in einer Erzählung des Patienten, der Patientin aus dem Dort und Dann das Ödipusdrama ausgemacht und angesprochen werden. Für Analytiker, Analytikerin und Patient, Patientin kann dies eine bereichernde Erfahrung sein und beiden Lust auf mehr solcher Erzählungen und den daraus erwachsenden Erkenntnissen machen. Aber das »wirkliche« Geschehen findet zwischen den Beiden im Rahmen der Metaszene statt: nicht der Konflikt, wie im Ödipusdrama der erzählten Geschichte ist aktuell, sondern ein gemeinsames Lusterlebnis, die Erfahrung eines produktiven Miteinanders. In der aktuellen Szene ereignet sich nicht das Drama des Kampfs zwischen Vater und Sohn auf Leben und Tod, sondern eher ein Liebesspiel. In der psychoanalytischen Praxis wird ein solches gelungenes und produktives »Liebesspiel« eher nicht zum Thema gemacht, nicht aus technischen oder theoretischen Gründen, sondern, weil den Analytiker, die Analytikerin kein Unbehagen und Unverständnis dazu anregt, es dazu keinen Anlass gibt.

Erst das Auftreten neuer Sinnlücken in der Metaszene setzt die Deutungsarbeit an der Metaszene in Gang. Dass Deutungen einen Anlass brauchen, unterstreichen auch die Ergebnisse aus Textanalysen. Sie zeigen, dass Deutungen sprachlogisch nachweisbare Anlässe, zum Beispiel vieldeutige Textstellen, vorausgehen (vgl. Argelander 1992). Auf Szenen allgemein und die Metaszene im Besonderen übertragen, heißt das, dass widersprüchliche, vieldeutige, rätselhafte Momente den Anlass für Deutungen liefern. Im Beispiel herrschen Harmonie in der Beziehung und ein reibungsloser Verlauf und daher besteht kein Anlass zu Deutungen der Metaszene. Man kann sich aber darauf verlassen, dass dieser »Honey-Moon« nicht allzu lange anhält und die Verstehens- und Deutungsarbeit der Metaszene wieder beginnen muss (vgl. Laimböck 2013a, S. 59f).

Aus diesen Überlegungen folgt, dass das psychoanalytische Wahrnehmen, Denken und Deuten nicht auf die Metaszene beschränkt ist und sich auf alle erzählten Szenen richtet. Bei den Patienten und Patientinnen führt das vom Analytiker, der Analytikerin eingebrachte Interesse an Szenen überhaupt und insbesondere der Metaszene zum vermehrten Erzählen von Szenen aus allen Lebensbereichen. Weil die Veränderung sich aber in der »Metaszene« ereignet, wird diese Szene nicht immer, aber oft in den Blick genommen. Anlässe dafür sind Ungereimtheiten und Unstimmigkeiten. Im später dargestellten Beispiel aus einer Psychoanalyse (Beispiel 2) wird deutlich, wann und warum sich der Analytiker entschließt, die »Metaszene«, die aktuelle Analytiker-Patientin-Szene in den Blick zu nehmen und zu analysieren anstatt die Analyse der erzählten Traumszene vorzunehmen. In der Regel haben Bruchlinien in der Metaszene Vorrang, weil sie sich emotional stärker als Ungereimtheiten in den erzählten Szenen bemerkbar machen.

Die Rolle der Theorie beim Verstehen und Deuten

Theorien als Erzählungen über das Mensch-Sein und -Werden, Theorien als Teile des kulturellen Fundus, unterschiedliche Anforderungen an und Ziele der Theorien im Kontext von Methode und Wissenschaft.

Deuten ist ein kreativer Akt, der durch die Teilhabe des Analytikers, der Analytikerin an der Szene und der darin enthaltenen Sinnlücken angestoßen wird. Nach einem Spiel mit dem Material aus unterschiedlichsten Zusammenhängen der Behandlung und dessen kreativer Verknüpfung folgt eine Deutung, die vorfindliche Sinnlücken schließen kann. Die Deutung formuliert eine bisher unbekannte Szene, in der die Lücken geschlossen sind. Der Analytiker, die Analytikerin ist dabei auf seine, ihre nicht bewussten, emotionalen und inneren kreativen Prozesse angewiesen, die, wie in einem spontanen Einfall, eine stimmige Szene zur Verfügung stellen.

Diese kreativen Prozesse ereignen sich auf dem Hintergrund und mit dem gesamten dem Analytiker, der Analytikerin zur Verfügung stehenden kulturellen Wissen, zu dem ich die psychoanalytischen Theorien zähle. Dieses gesamte Wissen kann als Vorlage für und Anregung zu einer neuen Szene wie ein Katalysator für das ungebundene Material dienen. Klinisches Wissen tritt im methodischen Kontext durch die aktuellen Anforderungen angestoßen selektiv und nicht systematisch auf, etwa weil der Analytiker, die Analytikerin einer bestimmten Theorie anhängt. Im methodischen Kontext ist der Stellenwert der klinischen Theorie kein anderer als der anderer »Erzählungen« über die Menschen und das Mensch-Sein. Wenn eine Deutung zum Beispiel den Ödipusmythos zur Erklärung von Sinnlücken in der aktuellen Szene verwendet, sollte dies aus diesem Spiel mit dem Material hervorgehen und nicht einer Vorliebe für eine klassische klinische Auffassung entspringen. Würde der Analytiker, die Analytikerin aus seiner, ihrer klinischen Orientierung heraus, wenn irgend möglich, die ödipale Verstrickung als Erklärung einführen, so würden zwar Lücken gefüllt, deren Sinn jedoch für die Patienten weniger nachvollziehbar sein. Die Deutung hätte ein geringes Auflösungsvermögen und überraschende und Veränderung vorbereitende Momente gingen dabei verloren. Der Analytiker, die Analytikerin erschienen in der Szene als wissende Experten. Dieses Vorgehen wird häufig verwendet, wenn eine sogenannte schwierige Passage entstanden ist, in der Analytiker und Analytikerinnen so in die Szene hineingezogen sind, dass Emotionen das Denken zu überwältigen drohen oder eine unerträgliche Leere entstehen könnte. Ein solcher systematischer Umgang mit Theorie überspringt das aus der aktuellen Szene auftauchende Deutungswissen beziehungsweise den unangenehmen Moment seines Fehlens. Die regelhafte Verwendung von Theoriestücken übersieht Feinheiten in der Szene und gibt grobe Erklärungen, die zwar vielleicht weitreichend, aber weit weg von den aktuellen Themen sind.

Klinische psychoanalytische Theorie im psychoanalytischen Prozess taucht daher als Material in einem bestimmten Moment einer Szene auf, weil es in einem Zusammenhang mit den virulenten Rätseln steht und darin seine kreative Wirkung entfaltet.

Im theoretischen Kontext dagegen sind psychoanalytische Konzepte Teilstücke einer allgemeinen Theorie des Menschen. Sie müssen sich widerspruchsfrei in den Kanon anderer Theorien einordnen und mit empirischen Mitteln überprüfen lassen.

Die Szene verstehen: Ähnlichkeiten mit und Unterschiede zur Alltagspsychologie und dem kommunikativen Handeln

Psychoanalytisches Handeln als das Verstehen von Szenen rückt in die Nähe der Alltagspsychologie und dessen, was als kommunikatives Handeln beschrieben wurde. Es erscheint als besondere Form alltäglicher Kommunikation und nicht mehr als Ableitung aus der psychoanalytischen Metatheorie.

In der Alltagspsychologie gehen die Menschen von folgendem Grundgerüst aus: »Ein Lebewesen führt eine Handlung H aus, weil sie Ziel Z zu erreichen *wünscht* und *glaubt,* H auszuführen, helfe Z zu realisieren« (Lanz 1993, S. 98). Demnach wird auch in alltäglichen Szenen davon ausgegangen, dass die anderen an der Szene Beteiligten sinnvoll, d. h. motiviert handeln. Diese Annahme hat die ständige Interpretation zur Folge, denn die Teilnehmer und Teilnehmerinnen an der Szene teilen ihre Absichten nicht direkt mit. Diese müssen erschlossen werden. Das Verstehen von alltäglichen Szenen verläuft unauffällig, vorbewusst, quasi automatisch neben der offen geführten Auseinandersetzung. Lanz, der die Ähnlichkeit zwischen der Alltagspsychologie und hermeneutischen Verfahren hervorgehoben hat, meint, dass die Alltagspsychologie »sehr versatile [bewegliche, A. L.] Instrumente dafür« enthält, »aus dem Tun und lassen psychologischer Subjekte Sinn zu machen. Es gibt gute Gründe dafür, dass die Wissenschaft diese Instrumente nicht ersetzt, sondern verfeinert« (Lanz 1993, S. 108). Freud benutzte und erweiterte dieses Alltagsgerüst des Verstehens entgegen dem wissenschaftlichen Verständnis der damaligen Zeit, wendete es auf symptomatische Handlungen an und entdeckte ein Universum von vorbewussten und vor allem unbewussten Sinnzusammenhängen.

> Der Begriff des *kommunikativen* Handelns schließlich bezieht sich auf die Interaktion von mindestens zwei sprach- und handlungsfähigen Subjekten, die (sei es mit verbalen oder extraverbalen Mitteln) eine interpersonale Beziehung eingehen. Die Aktoren suchen eine Verständigung über die Handlungssituation, um ihre

> Handlungspläne und damit ihre Handlungen einvernehmlich zu koordinieren. Der zentrale Begriff der *Interpretation* bezieht sich in erster Linie auf das Aushandeln konsensfähiger Situationsdefinitionen. In diesem Handlungsmodell erhält die Sprache, wie wir sehen werden, einen prominenten Stellenwert. (Habermas 1981, Bd. 1, S. 128)

Darauf aufbauend arbeitet Buchholz die Essenz kommunikativen Handelns im alltäglichen Umgang der Menschen heraus:

> »Interpretation« gehört jetzt zu lebensweltlichen Vollzügen, die Handelnde kompetent meistern müssen, wenn sie sich verständigen, in welchem »Film« sie sich befinden, was »hier los« ist und wie sie die gemeinsame Situation auffassen (»definieren«) wollen. Sie interpretieren Äußerungen anderer unvermeidlich und müssen verstehen, wie der andere eigene Äußerungen versteht, oder antizipieren, wie er sie verstehen könnte. Das Kernstück der Hermeneutik, die Interpretation, erweist sich als essenzieller Bestandteil jenes kommunikativen Handelns, das Gesellschaftsmitglieder beständig vollziehen; sie lernen es durch Teilnahme, nicht durch Anschauung von außen. Indem sie teilhaben, greifen sie stillschweigend auf die »Welt« als kulturelle Hintergrunderfahrung zurück. (Buchholz 2014, S. 259)

Wie Lanz kommt er zu dem Schluss, dass alltägliche Kommunikationen ein Interpretieren und Verstehen von Szenen enthalten. Sie gleichen darin psychoanalytischem Handeln.

Die psychoanalytische Theorie fügt der Alltagsverständigung im Rahmen von Szenen das Wirken des Unbewussten hinzu. Damit lassen sich Komplikationen, Misslingen und andere Widerfahrnisse beim Aushandeln des Sinnverständnisses erklären. Auf das Wirken unbewusster Komplexe können sowohl das Scheitern als auch kreative Ergebnisse beim alltäglichen Interpretieren von Szenen zurückgeführt werden. Das Konzept des Unbewussten bietet in der aktuellen Szene den beteiligten Personen jedoch keine Anleitung: Sie ringen um die Situationsdefinition mit dem aktuellen und bewusst verfügbaren Wissen. Die Behauptung eines Unbewussten im aktuellen Geschehen wird unter Umständen als »Waffe« benutzt, wenn dem Anderen trotz seines Widerspruchs eine unbewusste Motivation unterstellt wird.

Eine andere Form produktiven Ringens um die womöglich unbewusste Bedeutung einer Handlung im Rahmen einer psychoanalytischen Szene wird in

Beispiel 1 vorgestellt. Dort wird von der Analytikerin eine von ihr vermutete unbewusste Motivation der Patientin angenommen und ausgesprochen. Die Patientin widerspricht, führt andere Gründe an und ein intensives Ringen der Beiden um die Situationsdefinition ist die Folge. Weil die Analytikerin keinen Herrschaftsdiskurs führt, sondern sich konsequent an den Sinnlücken und am aktuellen Material orientiert, gelingt eine Einigung. Darin ist die Erklärung der Patientin nicht nur enthalten, sondern Grundlage der gemeinsamen Situationsdefinition.

Psychoanalytisches Verstehen von Szenen ist demnach alltäglichem Verstehen und Interpretieren von Szenen nahe, Abweichungen und Einschränkungen im psychoanalytischen Rahmen kommen aber dazu: Analytiker und Analytikerinnen sind darin sozialisiert, nicht Alles und Jedes sofort zu verstehen, sondern das Verstehen hinauszuschieben. Diese Unterlassung führt zu zusätzlichen Sinnlücken und im Erleben zu Irritation bis hin zu Angst.

Ferner wird das stillschweigende Zurückgreifen »auf die Welt als kulturelle Hintergrunderfahrung« (Buchholz 2014, S. 259) einem Reflexionsprozess unterzogen. Analytiker und Analytikerinnen haben sich immer wieder ihrer benutzten Hintergrunderfahrungen zu vergewissern und sie in einen begründeten Zusammenhang zur aktuellen Szene zu stellen. Auch klinisches Wissen und Theorien gehören zu diesen Hintergrunderfahrungen. Sie können nicht automatisch als nicht mehr zu hinterfragendes Wissen verwendet werden und müssen sich wie jede im Hintergrund wirkende Erfahrung in der aktuellen Szene bewähren und begründen lassen.

Auch die Subjektivierung in der psychoanalytischen Szene ist eine Besonderheit gegenüber der Alltagspsychologie (vgl. das Kap. über »Subjektivierung«). In dieser Wiederbelebung und Betonung eines frühen kindlichen Denkens spielt die äußere und objektive Realität eine geringe Rolle und Primärprozess, Egozentrik, Größenselbst und Selbstobjekte geben hier den Ton an. Wenn etwa der »große und allmächtige« Vater den Lichtschalter betätigt und die Lampe sich erhellt, ist dies für das Kind die Folge der Fähigkeiten des Vaters und nicht die Folge eines Vorgangs im elektrischen Stromkreislauf. Mühsam lernt das Kind, auf die persönlichen Erklärungen zu verzichten und an deren Stelle die nüchternen, objektiven Vorgänge einer äußeren Realität, in der alles ohne einen Bezug zu ihm als Subjekt geschieht, anzuerkennen.

Das frühkindliche egozentrische Denken lebt in der Psychoanalyse wieder auf, wird methodisch angewendet, führt in eine Welt der Bezogenheit und der

Phantasie und nicht in die Welt der Realität, wo objektive Verhältnisse herrschen. Gerade durch die Realitätsferne liefert dieses subjektivierende Denken die meistens verborgenen Motive für an der Oberfläche irrationales Verhalten und Handeln. Zudem sind kreative Einfälle, die einen besonderen Stellenwert bei der Aufhebung von Sinnlücken haben, mit dem Primärprozess verknüpft. Die Lockerung der objektiven Logik ist Voraussetzung für die Entwicklung neuer Zusammenhänge. Im Gegensatz dazu besteht in der Alltagspsychologie oder dem kommunikativen Handeln keine derartige Einschränkung auf subjektive Motive. In alltäglichen Begegnungen sind objektive Erklärungen oder, je nach dem Hintergrund der Beteiligten, auch weithergeholte Theorien und Ansichten mögliche Erklärungen. Alles hängt von der Einigung ab.

Zusammenfassend sind das Nicht-Alltägliche in der psychoanalytischen Kommunikation die Verzögerung des Verstehens, die Beschränkung auf subjektive Erklärungen und die an der Szene orientierte Verwendung von Material, den Hintergrunderfahrungen, kulturellem und klinischem Wissen. Diese Abweichungen vom Alltagsverstehen intensivieren die Beziehungsdynamik, unterstützen die Aktualisierung innerer Konflikte und erzwingen deren Lösung im Rahmen der aktuellen Szene. Weil nicht jede Begründung und Ansicht, auch wenn sie alle Teilnehmer und Teilnehmerinnen akzeptieren können, »erlaubt« ist, werden Einigungen gegenüber der alltäglichen Kommunikation erschwert. Die methodischen Einschränkungen als Teil des Rahmens und als Drittes erzwingen eine immerwährende Neuorientierung und verhindern symbiotisches Einverständnis und Stillstand. Sie tragen zum »exzentrischen Standpunkt« (Körner 1993) als »Orientierung in der Verstrickung« (ebd., S. 35) bei.

Die Menschen lernen die alltägliche Kompetenz zum Verstehen von Szenen durch Teilhabe und nicht durch Anschauung von außen, sie werden darin sozialisiert. Für mich ähnelt dies dem Erlernen der Psychoanalyse. Die Durchführung von Psychoanalysen unter Supervision und die Erfahrung der Lehranalyse sind neben der Theorievermittlung zentral. Die Kandidaten und Kandidatinnen werden durch diese Teilhabe an psychoanalytischen Prozessen als Analytiker und Analytikerinnen sozialisiert und nachträglich werden diese Erfahrungen reflektiert und daraus theoretische Schlüsse gezogen. Für die Psychoanalyse lässt sich dieser aufsteigende Prozess von der Teilhabe zur Reflexion nicht so verändern, dass zuerst die Methode und Technik erlernt und erst anschließend deren Anwendung erprobt würde. Einige psychoanalytische

Vereinigungen tragen dieser Notwendigkeit einer Sozialisation in der Psychoanalyse dadurch Rechnung, dass die Lehranalyse der Theorievermittlung vorausgeht.

Besonderheiten beim Verstehen von Szenen in psychoanalytischen Behandlungen

Die Festlegung des Therapeuten, der Therapeutin und des Patienten, der Patientin

In allen psychoanalytischen Behandlungen entfaltet sich eine mehr oder weniger stimmige Szene, in der der Analytiker, die Analytikerin das vorhandene Material in der beschriebenen Weise nutzt, um Sinnlücken zu schließen und zu einem tieferen Verständnis der Szene und zu neuen Sinnversionen zu gelangen. In jedem psychoanalytischen Setting werden die anwesenden Personen eine Behandlungsszene gestalten, in der die je subjektiven Beziehungsgeschichten in ihren konfliktfreien und konflikthaften Aspekten sowie neue, aus dem aktuellen Beziehungsgeschehen resultierende Aspekte unterkommen. Analytiker und Analytikerinnen unterscheiden sich in dieser Hinsicht von den Patienten, den Patientinnen nur durch ihre Aufgabe, den therapeutischen Prozess in Gang zu setzen und ihn aufrecht zu erhalten. Diese Setzung leitet sich nicht aus der Szene ab, in der alle Beteiligten gleichberechtigte Gestalter und Gestalterinnen sind, sondern ergibt sich aus der von außen herangetragenen Bestimmung als psychotherapeutische Behandlung.

Analytiker und Analytikerinnen üben ihre Arbeit im Bewusstsein des Einflusses des dynamischen Beziehungsgeschehens aus. Als Teil der Szene gestalten und verändern sie die Szene methodisch und subjektiv, sind Subjekte wie Objekte in der Szene. Zugleich und trotzdem befördern sie auftragsgemäß die Möglichkeit, sich des Geschehens zu vergewissern und dieses zu verstehen. Der Analytiker, die Analytikerin stehen also fest, nicht so der Patient, die Patientin. Denn die alle anwesenden und erzählten Personen umfassende Szene ist nach allen Richtungen hin offen. Jede dieser Personen kann als ein Knotenpunkt des szenischen Netzwerkes verstanden und somit zum Zentrum der Aufmerksamkeit werden. Daher muss in dieser offenen Situation der Patient, die Patientin bestimmt werden, um ins Zentrum gerückt zu werden. *Seine oder ihre* bewussten, vorbewussten und unbewussten Aktivitäten, Gefühle und Vorstellungen sollen im Rahmen dieser Szene herausgearbeitet werden.

In der *Einzeltherapie* – sitzend oder liegend – ist der Patient, die Patientin naturgemäß der Andere, nicht der Analytiker, die Analytikerin. Diese Anderen haben ihre Rolle als Patienten und Patientinnen bereits beim Eintritt in die Praxis bewusst akzeptiert. Deshalb erscheint die vorwiegend auf sie konzentrierte Blickrichtung in einer ansonsten nach anderen Richtungen hin offenen Situation selbstverständlich. Es mag deshalb ungewohnt anmuten, dies bereits als Schwerpunktsetzung zu verstehen, denn diese vorherrschende Sicht auf den Patienten, die Patientin ist derart in der konventionellen Arzt-Patient-Beziehung verankert, dass sie quasi natürlich erscheint. Dennoch steht am Anfang einer psychoanalytischen Behandlung, in der die Szene verstanden werden soll, die kaum merkliche Entscheidung, sich auf dieses Subjekt als Zentrum festzulegen.

Um dies zu verdeutlichen, erwähne ich hier andere mögliche Zentrierungen, die bei dieser anfänglichen Entscheidung abgelehnt werden: Die Person des Analytikers, der Analytikerin könnte ebenso analysiert werden, wie auch andere Personen, die in den Erzählungen der Patienten und Patientinnen eine tragende Rolle spielen, etwa Lebenspartner, Lebenspartnerinnen und Eltern. Es könnte die Familie oder ein anderes relevantes System (Organisation, Gesellschaft), das indirekt auch die Szene mitgestaltet, beziehungsweise durch die Erzählung des Patienten, der Patientin in Szene gesetzt wird, zum Thema werden. Diese Möglichkeit macht man sich bei der psychoanalytischen Supervision zunutze. Dort wird die während der freien Erzählung des Therapeuten, der Therapeutin entstehende Szene in der Supervisionsguppe in Richtung des vorgestellten Patienten, Patientin analysiert. Diese Möglichkeiten werden im Falle von Einzeltherapien verworfen.

In der *Paartherapie* wird das Paar zum Subjekt, dem Patienten. Der Analytiker, die Analytikerin konstruiert diesen »Patienten« als ein Beziehungsgefüge und sieht sich als Teil und Beobachter, Beobachterin dieses Geflechts. Sich der naheliegenden Möglichkeit, einen der Partner oder auch abwechselnd den einen oder anderen zum Patienten zu machen, zu entziehen, ist für die Paaranalytiker und -analytikerinnen aufgrund der quasi natürlichen Einheit von Personen nicht leicht, drängt sich doch die Sicht auf einzelne Personen optisch und kulturbedingt auf. Der Analytiker, die Analytikerin arbeitet in der Paartherapie somit in doppelter Weise gegen den Strich der Konvention. Sie denken und erhalten die Einheit Paar gegen den Trend, einzelne Personen zu sehen, und verwirklichen zugleich die ungewöhnliche Gesprächssituation. Auch die synthetisierende Denkarbeit des Analytikers, der Analytikerin ist doppelt gefordert: Der Patient »Paar« ist als Einheit zu erkennen oder zu kreieren und die Lücken in der Szene sind durch das Spiel mit dem Material zu verstehen. Dekonstruierende Tendenzen sind entlang der prekären Grenze – Paar gegenüber Einzelpersonen – besonders aktiv. In dieser besonders unsicheren Situation ist es verlockend, nicht nur auf Wissen, sondern auch auf die gängige Einheit Einzelperson zurückzugreifen. Zugunsten einer kreativen Neugestaltung sollte darauf verzichtet werden können.

In der *Gruppentherapie* dehnt und differenziert sich das Beziehungsgeflecht »Patient« noch weiter aus. Die Gruppe wird zum »Patienten«. Die von den einzelnen Teilnehmern und Teilnehmerinnen gemeinsam gestaltete Gruppenszene wird in den Blick genommen und analysiert. Weil sich die einzelnen Lebensgeschichten in das Gesamt der Gruppe einbringen, lässt sich dieses Setting für die Therapie der einzelnen Teilnehmer und Teilnehmerinnen nutzen. Ein Verstehen und Verändern der Gruppenszene ergreift zugleich die einzelnen Teilnehmer und Teilnehmerinnen und wirkt sich sowohl auf das Ganze wie auf die Einzelnen aus. Wie in der Paartherapie gilt die synthetisierende Denkarbeit des Analytikers, der Analytikerin der Konstruktion der Gruppe als auch der kreativen Neugestaltung der Szene zum Zwecke des Verstehens von Sinnlücken in dieser Szene.

In einer *Supervision* ist der »Patient« der erzählte Patient. Die geschilderte Behandlungsszene entfaltet sich neu in der Supervisionsgruppe, man könnte sagen, sie überträgt sich auf die Gruppe. Ihre Gestalt ist der anwesenden Gruppe und deren Dynamik so angepasst, dass die übertragene Szene nicht unmittelbar, sondern interpretierend erkennbar wird. Diese »Übertragung« ist möglich, weil die Sprache nicht nur Informationen, sondern Atmosphäre, latente Inhalte und Beziehungen und somit verschiedene Sinnversionen transportiert. Die Erläuterung, wie Sprache Sinn vermittelt und auch verschleiert, würde den Rahmen sprengen. Ich verweise dazu auf Argelanders (1991) sprachanalytische Untersuchungen zur Textverknüpfungsstruktur. Diese zeigen, dass und wie die Sprache eine reichhaltige Palette von Sinnversionen transportiert, aber auch dass und wie sie Sinnversionen nur andeutet oder verschleiert. Dieses Sprachpotential entfaltet sich, je mehr sich das Format einer Erzählung nähert (vgl. das Kap. über psychoanalytische Supervisionsgruppen) und die Vermittlung von Sachwissen und objektiven Tatsachen in den Hintergrund tritt. Auf dem Weg der Erzählung vermittelt sich der Supervisionsgruppe ein Behandlungsdrama. Die Zuhörer und Zuhörerinnen sind, je lebendiger die Erzählung ist, in das geschilderte Drama hineingezogen und auch die nur angedeuteten, verworfenen oder unterdrückten Sinnversionen bilden sich ab. Die Gruppe gerät in die Dynamik der erzählten Szene.

Man möge sich zur Illustration eine Diskussionsrunde nach dem gemeinsamen Kinobesuch vorstellen. Es lässt sich beobachten, wie sich die Filmdynamik in der Gruppe entlang der Sinnlücken im Film wiederholt und fortsetzt. Umgestaltungen, Debatten, Kontroversen, Dynamiken entstehen, die neue, übersehene Sinnversionen, Themen und Komplexe im gesehenen Film hervortreten lassen. Gleichzeitig spürt man, wie die Gruppe unter dem Eindruck des gesehenen Dramas – identifiziert mit Protagonisten und angesteckt von der Atmosphäre – den Film quasi fortführt. Es ist keine rein kognitive Debatte über einen Film, sondern ein Mitspielen, Weiterentwickeln, Wiederholen des Dramas und zugleich dessen Reflexion. Ähnliches ereignet sich in einer Supervisionsgruppe in Abhängigkeit von der Erzählung.

Hier aber blickt der Supervisor, die Supervisorin auf die Gruppe als Ganzes und beginnt, das Geschehen mit dem Patienten als Zentrum zu verstehen. Damit erscheinen die erzählten Patienten und Patientinnen auf der Supervisionsbühne. Ihre Motive und Gestaltungen werden im Rahmen der verstandenen Szene untersucht und nachvollzogen. Es entfalten sich neue Einsichten über die Rolle der Patienten und Patientinnen in der erzählten Geschichte und neue Sinnversionen derselben tauchen auf. »Patient« kann, wie oben beschrieben, eine Patientin, ein Patient, ein Paar oder eine Gruppe sein.

Subjektivierung – der Patient, die Patientin als Motivationszentrum

Durch die Zentrierung auf die Person der Patienten und Patientinnen wird deren Subjektstatus hervorgehoben. Sie werden in der aktuellen analytischen Szene so gesehen und thematisiert, als sei die Szene von ihnen aus subjektiven Gründen so gestaltet beziehungsweise ihr Verhalten aus dieser Beziehung heraus motiviert. »Der methodische Gegenstand der Psychoanalyse ist also ein Subjekt, das wir durch unsere Methode handelnd in Erscheinung treten lassen« (Argelander 1985, S. 16). Diese Sichtweise führt in der psychoanalytischen Praxis häufig zu Deutungen der Metaszene, in der klassischen Terminologie zu Übertragungsdeutungen. Sinnlücken in der Metaszene haben meistens, aber nicht immer Vorrang vor der Deutung erzählter Szenen. Deutungen der Metaszene sollten deshalb nicht die einzig möglichen sein, denn dies würde der Vorstellung, mit dem Material einer Stunde frei zu spielen, widersprechen und den Analytiker, die Analytikerin sowie den Patienten, die Patientin auf eine bestimmte Organisation der Beobachtungen festlegen. Bollas kritisiert die vereinfachende Festlegung auf Übertragungsdeutungen als eine »wahnhafte« Reduktion von Komplexität, um sich von »der Last des Engagements in einer Beziehung zu befreien, die zu weit vom Bewusstsein entfernt ist« (Bollas 2006a, S. 945). Sogenannte Übertragungsdeutungen sind demnach aufgrund der Subjektivierung häufig, sofern es in der Metaszene Unstimmigkeiten gibt, aber nicht zwingend.

Die subjektivierende Sichtweise, sei an einem Beispiel verdeutlicht: Der Patient kommt mit sehr verschmutzten Schuhen in die Praxis, so dass er mit jedem Schritt zu seinem Platz dicke Dreckklumpen auf dem Teppichboden verliert. Die ungewöhnliche Gesprächssituation (vgl. Argelander 1970a, S. 16ff.) einer Psychoanalyse erlaubt es der Analytikerin, die Gründe für dieses Verhalten im Subjekt, das sich in einer Beziehung zur Analytikerin befindet, zu suchen. Im Beispiel könnte das Verhalten demnach so verstanden werden, dass der Patient der Analytikerin Dreck in die Praxis bringen, er seinen Dreck bei ihr abladen, sie anmachen will oder dass er sich als Einen darstellen will, der immer Dreck mitbringt, der Dreck am Stecken hat und Anderes mehr.

Diese kleine Szene soll das subjektivierende Denken des Analytikers, der Analytikerin veranschaulichen, wie zutreffend die möglichen Deutungen im Beispiel auch seien. Um dies zu entscheiden, müsste eine längere Szene vorgestellt und diskutiert werden. Der Analysand, die Analysandin werden jedenfalls so verstanden, als lägen die Gründe für ihr Verhalten in ihnen und bezögen sich auf den Analytiker, die Analytikerin, ihre Partner in der aktuellen Szene. Die Objektivierung solcher Ereignisse, etwa des Drecks auf dem Teppichboden, entspräche der »Normalkommunikation«, die sich darum bemüht, Störungen in der Beziehung zu Gunsten eines reibungslosen Ablaufs zu minimieren. Das Geschehen würde unter Umständen auf das schlechte Wetter, eine objektive Gegebenheit, zurückgeführt. Diese Ursache ist keineswegs falsch, ganz im Gegenteil, sie ist überhaupt die Voraussetzung für das Geschehen, aber für den Analytiker, die Analytikerin uninteressant, weil ihr Erkenntnisinteresse sich dem Subjekt zuwendet und nicht den objektiven äußeren Gegebenheiten.

Sie interessieren sich dafür, was der Patient, die Patientin aus den objektiven Gegebenheiten im Kontext der nicht bewussten Beziehungsgestaltung macht. Schafer spricht vom Doppelcharakter von Ereignissen, ihrer objektiven und subjektiven Verankerung im Allgemeinen und im Speziellen der Behandlungssituation. Sie sind einerseits Notwendigkeit, auf ihr Zustandekommen hat die Person keinen Einfluss genommen, und andererseits gehen sie in die Welt eines Menschen nur ein, indem er sie erkennt und ihnen Bedeutung beimisst. »Insofern sind äußere Ereignisse ebenso sehr hervorgebracht wie angetroffen« (Schafer 1976, S. 277f). In der Psychoanalyse werden sie als hervorgebracht behandelt. Schafer spricht in diesem Sinne von einer Handlungssprache für die Psychoanalyse, die den Patienten, die Patientin in den Mittelpunkt stellt und sie als Akteure konstruiert.

Diese Überlegungen bekommen eine neue Brisanz durch die vermehrte Betonung von psychischen Defiziten, wodurch das Subjekt passiv als Opfer erscheint, das die Ereignisse kaum mehr erkennen und ihnen somit keine Bedeutung beimessen kann. Diese klinisch-theoretische Konzeption sollte, wie ich meine, nicht auf die Methode einwirken beziehungsweise mit ihr vermischt werden. Auch mit traumatisierten Patienten und Patientinnen besteht die analytische Arbeit im Verstehen von Sinnlücken (vgl. Laimböck 2007, S. 91ff). Auch für diese Patientengruppe gilt, dass die »Muttersprache der Psychoanalyse« (Schafer 1976, S. 278) eine Handlungssprache ist, die die Person jedes Analysanden, jeder Analysandin in den Mittelpunkt stellt und ihn oder sie so konzipiert, als wäre er oder sie der Regisseur der aktuellen Szene (vgl. Laimböck 2007, Kap. V und VI).

Subjektivierend wie im Einzelsetting blickt der Analytiker, die Analytikerin auf die Patienten »Paar«, »Gruppe« oder erzählter Patient. Das Paar, die Gruppe, der erzählte Patient, die erzählte Patientin gelten als Gestalter, Gestalterinnen der aktuellen Szene und damit als Subjekte der Geschichte. Wie diese »Patienten« mit dem Vorgefundenen umgehen und ihm Bedeutung verleihen, wird in der Therapie beleuchtet, differenziert und variiert.

Die Rahmenerzählung

Lebensgeschichte, aktuelle Lebenskrise, zentraler psychischer Konflikt (Fokus), Paargeschichte, aktuelles Paarproblem, Gruppengeschichte, Geschichte des erzählten Patienten, Patientin.

Die Szenenfolge in psychoanalytischen Behandlungen fügt sich zu einem Behandlungsdrama zusammen. Parallel oder auch senkrecht zu dieser Zeitachse wird die Vielheit der Szenen im Hinblick auf etwas Drittes, einem Brennpunkt, einer Projektionsfläche oder einem Container gleich, gebündelt und zusammengefügt. Ich nenne dieses Dritte die »Rahmenerzählung«. Sie variiert mit dem psychoanalytischen Setting und kann zum Beispiel die Lebensgeschichte oder ein aktuelles Lebensproblem sein. In der Praxis wirkt die Rahmenerzählung im Hintergrund. Sie ist nicht wegzudenken und doch nicht ständig präsent.

Psychoanalyse und psychoanalytische Psychotherapie: die Lebensgeschichte

In der *klassischen Psychoanalyse* ist die Rahmenerzählung *die Gesamtperson des Patienten, der Patientin*, das »Lebensspiel« wie Lorenzer es genannt hat.

> Mit anderen Worten, die Bedeutung der Einzelelemente der Szene (…) wird in ihrer je individuellen Ausprägung von einem bereits reich entfalteten System von Sinnzusammenhängen dieser Lebensgeschichte her zugänglich gemacht. Sie wird – im Ganzen der Szene – in ihrer je individuellen Ausprägung auf dem Hintergrund des Gesamtzusammenhangs des Lebensspiels des Patienten ausgelegt. (Lorenzer 1970, S. 113f.)

In Psychoanalysen ist die subjektive Lebensgeschichte dieses Patienten, dieser Patientin der Interpretationskontext. Das Ziel ist eine möglichst umfassende und zugleich flexible Version der Lebensgeschichte, eine Wiederermöglichung des Lebensspiels.

Die *psychoanalytische Psychotherapie* hat mit der klassischen Psychoanalyse diesen Deutungskontext, in dem die Sinnversionen zusammengefügt werden, gemeinsam. In der niederfrequenten, zeitlich gegenüber der Psychoanalyse eingeschränkten Psychotherapie begrenzt das Setting die Ausgestaltung der Gesamtperson im Vergleich zur kaum begrenzenden Psychoanalyse. Durch die niedrige Frequenz werden die Menge und Verschiedenartigkeit der Sinnversionen, die sich zu einer Gesamtperson zusammenfügen können, eingeschränkt. Die zeitliche Festlegung gibt demnach den Spielraum für die Ausgestaltung der Gesamtperson vor. Diese Grenze ist eine natürliche Folge des Settings und nicht des reduzierten Einsatzes der Methode. In dieser Terminologie sprechen wir nicht von sich entfaltenden tieferen oder weniger tiefen Schichten der Persönlichkeit, sondern von mehr oder weniger Komplexität derselben angesichts unterschiedlicher zeitlicher Horizonte.

In niederfrequenten Therapien wird zumeist das sitzende Gegenüber gewählt. Zu diskutieren ist, ob dieses Setting zusätzlich zur niedrigen Frequenz eine Einschränkung gegenüber dem klassischen psychoanalytischen Setting bewirkt. Es wird zum Beispiel vermutet, dass das sitzende Setting die Gestaltungsmöglichkeiten des Patienten, der Patientin einschränkt, weil sich die szenische Gestaltung mit den Wahrnehmungen des Patienten, der Patientin vom realen Analytiker, der realen Analytikerin arrangieren muss. Das notwendige Zusammenspiel von subjektiven, bewussten und unbewussten Vorstellungen und realen Gegebenheiten fordert die szenische Funktion des Patienten, der Patientin stärker als im liegenden Setting und schränkt den Phantasieraum ein.

Umgekehrt lässt sich argumentieren, dass die Ausweitung des Gestaltungsraums durch Mimik, Gestik, Körperhaltung und Aussehen eine differenziertere szenische Gestaltung eröffnet. Auch in Psychoanalysen erhellen oft die beiläufigen Szenen vor und nach der Stunde die Bedeutung des szenischen Geschehens. Ob ein Mehr oder Weniger an optischen, habtischen oder anderen Eindrücken zu mehr oder weniger Verstehen führt, lässt sich meiner Meinung nach nicht abschließend behaupten. Letztlich hängt ein produktiver Prozess in beiden Settings von der Fähigkeit des Analytikers, der Analytikerin ab, zu

»sehen« und das Wahrgenommene im Sinne eines Verstehens kreativ umzugestalten. Denn jede Szene, im Liegen wie im Sitzen, birgt eine so große Menge an Material, sofern man es »sieht« und damit »spielt«, dass sich die Frage, ob Liegen oder Sitzen mehr oder weniger biete, erübrigt.

Die Szene ist eine Metakategorie und ereignet sich deshalb im sitzenden wie im liegenden Setting. Sie ist der Ort, an dem und in dem, im sitzenden wie im liegenden Setting, etwas verstanden und verändert wird. Die Szene beginnt nicht erst, wenn es mehr zu sehen, zu riechen und zu fühlen, als zu hören gibt, sondern sie ist unabhängig vom Setting immer da. Nur die Phänomene unterscheiden sich je nach dem gewählten Setting. Eine Dichterlesung ist ebenso szenisch wie ein Theaterstück, obwohl wir in ersterer mehr hören und im zweiten mehr sehen. Aus methodischer Sicht ist es nicht von Bedeutung, ob die Patienten und Patientinnen sitzen oder liegen. Analytiker und Analytikerinnen haben in jedem Fall die Aufgabe, die Szene zu verstehen, auch wenn die Gestaltung derselben sehr verschieden ist.

Der gedachten szenischen Mehrarbeit des Patienten, der Patientin im sitzenden Setting steht auf Seiten des Analytikers, der Analytikerin die Notwendigkeit gegenüber, auf die Mimik der Patienten und Patientinnen reagieren zu müssen. Dies könne, so wird argumentiert, den Phantasieraum der Analytiker und Analytikerinnen einschränken, weil sie nebenbei auf die reale Person der Patienten und Patientinnen eingehen müssen. Diesen Überlegungen liegt die gedachte Unterteilung der Szene in eine reale und eine unbewusste zugrunde. Teilt man die Auffassung, dass diese Unterscheidung im konkreten Fall nicht möglich und nicht nötig ist, bleibt die Aufgabe des Analytikers, der Analytikerin in jedweder äußeren Form, in jedem Setting, die Szene zu verstehen. Nicht-verbale Antworten können nicht vermieden werden und unterschiedliche Bedeutungen erhalten: Sie können im reibungslosen Verlauf untergehen, aber auch bemerkt und als Brüche oder Material angesehen und verwendet werden.

Den hinter den Patienten und Patientinnen sitzenden Analytikern und Analytikerinnen geht es genauso wie den ihnen gegenübersitzenden. Auch die Analytiker und Analytikerinnen, die hinter der Couch sitzen, antworten zum Beispiel mit dem Tonfall und der Modulation der Stimme auf die Patienten und Patientinnen. Diese Antworten können im reibungslosen Verlauf untergehen, aber auch als Brüche, Auffälligkeit und damit als Material verwendet werden.

Dennoch hält sich die Annahme, dass Analytiker und Analytikerinnen im sitzenden Setting aus Höflichkeitsgründen die mimischen Angebote der Patienten und Patientinnen stärker konventionell beantworten müssten. Die im psychoanalytischen Rahmen gegenüber der Alltagskommunikation geforderte Verweigerung von raschen Antworten zugunsten der ungewöhnlichen Gesprächssituation mit ihrer subjektivierenden Sichtweise und der Hervorhebung der aktuellen Szene, sei beim sitzenden Gegenüber nicht oder nur beschränkt durchzusetzen. Nach meiner Erfahrung kann in jedem Setting dieser unkonventionelle Umgang empathisch eingeführt werden. Wenn die ungewöhnliche Gesprächssituation einmal etabliert ist, sind auch im sitzenden Setting das nicht nur hörbare, sondern auch sichtbare Nicht-Beantworten beziehungsweise Anders-Beantworten der Patienten und Patientinnen für beide Seiten vertraut und ertragbar.

Psychoanalyse und psychoanalytische Psychotherapie benutzen als Rahmenerzählung die Lebensgeschichte des Patienten, der Patientin. Während sich eine unterschiedliche Menge an Sinnversionen aus der längeren oder kürzeren Zeit des Psychoanalysierens ergibt, unterscheidet sich das methodische Vorgehen in beiden Settings nicht. Das Erleben des gewählten Settings als Einschränkung beziehungsweise Bereicherung der psychoanalytischen Arbeit liegt nicht an der Methode, sondern an der konkreten Szene und der Interaktion zwischen den Analytikern und Analytikerinnen und ihren jeweiligen Patienten und Patientinnen.

Die *Fokaltherapie* (vgl. Balint, M. / Ornstein, P. / Balint, E. 1973; Klüwer 1995) kann als Sonderform der Psychoanalyse und der psychoanalytischen Therapie angesehen werden. Mit beiden teilt sie die Rahmenerzählung »Lebensgeschichte«, konzentriert diese aber auf einen Kernkonflikt. Der unbewusste Fokalkonflikt wird zum »Fokus«, um den die Lebensgeschichte zentriert wird beziehungsweise die Lebensgeschichte dient der Untersuchung und Variation dieses Konflikts. Der Fokalkonflikt und seine Geschichte werden als Drittes genutzt und die aktuellen Szenen in den Kontext dieses fokalen Beziehungskonfliktes gestellt. Dabei wird nicht so sehr die Ausgrenzung anderer Beziehungskonflikte und Aspekte der Lebensgeschichte angestrebt, sondern die Kunst, alles in der aktuellen Szene Verstandene mit diesem Fokalkonflikt in eine sinnvolle Verbindung zu bringen. Nichts soll ausgegrenzt und alles zur Bereicherung und Ausdifferenzierung des Fokalkonflikts verwendet werden. Der Fokalkonflikt sollte deshalb, wie ich meine, nicht als »Filter« wirken, sondern auf ihn sollte sich alles einen Reim machen. In einer aus der Chemie stammenden Metapher wird er als Kristallisationspunkt gedacht, als Kern, an den sich alles Geschehen anlagert.

Methodisch ändert sich für den Analytiker, die Analytikerin nichts. Die »im Hinterkopf« wirkende Rahmenerzählung »fokaler Konflikt« erfordert aber erfahrungsgemäß eine bewusstere Aufmerksamkeit als die Lebensgeschichte im Allgemeinen.

Psychoanalytische Kurz- und Krisentherapie: aktuell schwierige Lebenssituation

Die von Argelander und Mitarbeitern und Mitarbeiterinnen entwickelte *psychoanalytische Kurztherapie oder auch Krisenintervention* (vgl. Argelander 1980; Laimböck 1993) wählt als Rahmenerzählung, Bezugspunkt und Deutungsfolie eine *aktuelle schwierige Lebenssituation.* Diese ist dem Patienten, der Patientin bewusst und meistens der Anlass dafür, psychotherapeutische Hilfe in Anspruch zu nehmen. Klinisch wird diese psychoanalytische Therapie folgendermaßen begründet: Der Patient, die Patientin hat die ansonsten vorhandene Kompetenz, das Leben zu gestalten, in dieser Situation aufgrund unbewusster Bedeutungen verloren. Die Handlungsunfähigkeit resultiert aus dem konflikthaften, ambivalenten Hintergrund des Problems.

Methodisch wird in dieser psychoanalytischen Therapie das in der Szene Verstandene in einen sinnvollen Zusammenhang mit dieser schwierigen Lebenssituation gebracht. Dabei differenziert und erweitert sich die schwierige Situation zu einer komplexen Erzählung mit neuen, anderen Bezügen zu bedeutsamen Aspekten der Person und ihrer Lebensgeschichte. Dadurch erscheint das ursprüngliche bewusste Problem in einem anderen Licht, neue, andere als die bisher gedachten Lösungsmöglichkeiten werden erkennbar. Die zeitliche Begrenzung dieser Therapien auf zumeist zehn bis 20 Sitzungen ergibt sich aus der Aktualität des Problems, das in einem absehbaren Zeithorizont bewältigt werden muss und nicht aus der Methode.

Methodisch gedacht, könnte eine lange Psychoanalyse mit einem solchen Bezugspunkt geführt werden. Denn in jeder aktuellen Lebenssituation »steckt« quasi die ganze Person. Eine Anschauung dafür bieten psychoanalytische Erstgespräche, in denen nach langen Analysen oft die ganze Beziehungsgeschichte des Patienten, der Patientin wiedererkannt wird und umgekehrt hat jede Szene in jedem beliebigen Abschnitt der Psychoanalyse einen Bezug zu einer oder jeder denkbaren konkreten Lebenssituation. Da Lebenssituationen aber keinen Bestand haben und sich ändern, bietet sich eine zeitliche Begrenzung dieser Therapieform an.

Gruppenanalyse: die Lebensgeschichte der Teilnehmer und Teilnehmerinnen und/oder die Geschichte der Gruppe

Die *Gruppenanalyse* stellt uns mit einer Rahmenerzählung, in der die einzelnen Szenen sinnvoll verbunden sind, vor eine besondere Schwierigkeit: Die durch die synthetisierende Denkarbeit des Analytikers, der Analytikerin entstandene Gruppe als Einheit und handelndes Subjekt hat keine Geschichte, weil sie außerhalb der Therapie nicht existiert. Die analytische Gruppe ist ein künstliches Gebilde, ein zum Zwecke der Therapie hergestelltes Ganzes, ohne Vergangenheit und Zukunft und ohne Existenz außerhalb der Therapie. Daher entfallen Rahmenerzählungen wie die Gruppengeschichte und schwierige Situationen außerhalb der Therapie.

Auf der Suche nach einer Rahmenerzählung für eine psychoanalytische Gruppe kommen zuerst die einzelnen Teilnehmer und Teilnehmerinnen und deren Lebensgeschichten in den Blick. Die szenischen Abläufe in der Gruppe können in den Kontext jeder einzelnen Lebensgeschichte gestellt werden. Würde diese Denkweise grundsätzlich oder zu bestimmten Zeiten eingeführt, ergäbe sich ein methodischer und in der Erfahrung der Gruppenmitglieder verletzender Bruch für das dynamische und nach inneren Gesetzen sich entwickelnde Geschehen. Der Fluss, die Entfaltung des Prozesses wäre zunächst zerstört und ein therapeutisch nicht zu rechtfertigender Riss entstünde. Zudem wäre der Erkenntniszuwachs der Einzelnen vorwiegend kognitiver Natur und daher therapeutisch nicht sehr effektiv. Tatsächlich kann aber im dynamischen und ganzheitlichen Geschehen die spontane Zusammenhangsbildung des szenischen Geschehens der Gruppe und der Geschichte einzelner Teilnehmer und Teilnehmerinnen vorkommen. Diese unsystematische Intervention kann als Teil der Gesamtszene verstanden werden, denn sie ergibt sich aus dem aktuellen Gruppengeschehen und erfolgt nicht aufgrund systematischer Reflexion auf die einzelnen Teilnehmer und Teilnehmerinnen. Sporadisch wird demnach die Lebensgeschichte Einzelner zur Rahmenerzählung. In der Regel aber wird diese Bezugsarbeit vom Gruppengeschehen zur einzelnen Lebensgeschichte den Einzelnen überlassen und nicht systematisch angeleitet. Es hängt von den einzelnen Patienten und Patientinnen ab, ob sie die aktuellen Erkenntnisse, die neuen Sinnversionen auf sich selbst beziehen und sie zur Vervollständigung ihrer Lebensgeschichten benutzen.[13]

Weil das künstliche Gebilde »Therapiegruppe« im Moment seiner Erschaffung eine Geschichte produziert, in der die gemeinsamen Aspekte der Lebensgeschichten der Beteiligten auch untergebracht sind, ergibt sich eine andere Möglichkeit für einen zusammenfassenden Bezugspunkt: Die Entwicklungsgeschichte von psychoanalytischen Gruppen enthält Merkmale der Sozialisation von Individuen. Sie durchlaufen orale, anale, genitale, narzisstische Entwicklungsphasen und Separations- und Individuationskonflikte (vgl. Kutter 1976). Diese Gruppengeschichte kann als Rahmenerzählung dienen, auf die hin die verstandene Szene, die neuen Sinnversionen, zusammengefasst werden. Diese Denkarbeit und die sich daraus entwickelnden Interventionen versichern die Gruppe ihrer eigenen Geschichte und lassen die Teilnehmer und Teilnehmerinnen das Geschehen als einen sinnvollen Prozess mit einem verständlichen Bezug zur individuellen Lebensgeschichte sehen.

Der Bezugsrahmen in der Gruppenanalyse ist demnach ein zweifacher: die Geschichte der Gruppe, so wie sie sich während der Therapie herstellt, und die Lebensgeschichten der einzelnen Teilnehmer und Teilnehmerinnen. Keiner dieser Bezugspunkte wird so systematisch eingeführt wie in den Einzeltherapien und den Paartherapien, bei denen es sich um natürliche Gruppen mit einem Bestehen und Aufgaben außerhalb der Therapie handelt.

Ein Bild aus der Welt des Fußballs verdeutlicht die Situation des Gruppenanalytikers, der Gruppenanalytikerin: Dort nimmt der Libero eine flexible Position ein, agiert im Angriff und in der Verteidigung, gestaltet das Spiel oder unterstützt die Spielgestalter. Auch Analytiker und Analytikerinnen sind in der Gruppenanalyse frei, das Geschehen zu verfolgen, zu verstehen, zu intervenie-

---

13 Kutter stellt drei mögliche Modelle vor: 1. die Therapie des Einzelnen in der Gruppe, 2. die Therapie der Gruppe durch die Gruppe und 3. das zweidimensionale Modell der psychoanalytischen Gruppentherapie, das der hier vorgestellten Mischform entspricht (vgl. Kutter 1976, S. 17ff).

ren und das Verstandene entweder in den Zusammenhang einzelner Lebensgeschichten oder den der Gruppengeschichte zu stellen. Die Gruppenanalyse erfordert vom Analytiker, der Analytikerin einen besonders flexiblen Einsatz von Spielvarianten.

Psychoanalytische Paartherapie: die Paargeschichte oder die aktuell schwierige Lebenssituation des Paares

Das Paar ist eine besondere Form der Gruppe. Anders als die Therapiegruppe hat das Paar aber eine Geschichte und Aufgaben außerhalb der Therapie. Wie auch die Lebensgeschichte eines Individuums ist auch die Beziehungsgeschichte eines Paares ein aus bewussten, vorbewussten und unbewussten Ereignissen, gemeinsamen Erfahrungen, Entwicklungen und Vorstellungen entstandenes komplexes Gebilde. Die Beziehungsgeschichte des Paares wird in der Paartherapie zur Rahmenerzählung, in der die aktuellen, verstandenen und umgestalteten Szenen sinnvoll zusammengefügt werden. Diese Paargeschichte wird im therapeutischen Prozess differenziert und neu gestaltet; damit verändert sich entlang dieser Entwicklung das Subjekt »Paar«. Das klinische Ziel der Therapie ist eine möglichst bewusste und vollständige Paargeschichte, die von weniger Abwehrphänomenen und Wiederholungszwängen geprägt ist, weil unbewusste Mythen und Konflikte aufgeklärt und integriert sind.

Nach meiner Erfahrung suchen Paare selten aus Gründen einer allgemeinen Selbsterfahrung eine Langzeittherapie, sondern bemühen sich wegen einer bewussten Krise um eine zeitlich begrenzte Therapie. Die methodische Sicht auf das Paar als Subjekt erlaubt bei diesem Anliegen eine auf einen unbewussten Paarkonflikt (Fokaltherapie) oder auf eine aktuelle schwierige Lebenssituation zentrierte Paartherapie. In der Rahmenerzählung »aktuell schwierige Lebenssituation des Paares« wird die Vielzahl der verstandenen und umgestalteten Szenen zusammengefügt. Die aktuelle bewusste Krisensituation erscheint durch den Prozess in einem anderen Licht und es eröffnen sich damit neue Perspektiven.

Psychoanalytische Supervisionsgruppen: die Lebensgeschichte, der Fokalkonflikt, die aktuell schwierige Lebenssituation des erzählten Patienten, der erzählten Patientin, des erzählten Paares oder die Geschichte der erzählten Gruppe

In der *Supervisionsgruppe* ergibt sich die Rahmenerzählung aus der dargestellten psychoanalytischen Therapie. Bei einer Psychoanalyse werden die Gruppen- und Beziehungsszenen sinnvoll mit der Person und der Lebensgeschichte des erzählten Patienten, der erzählten Patientin in Zusammenhang gebracht, bei einer Fokaltherapie mit dem zentralen unbewussten Konflikt des erzählten Patienten, der erzählten Patientin, bei einer Kurztherapie mit der aktuellen schwierigen Lebenssituation des erzählten Patienten, der erzählten Patientin, bei einer Gruppentherapie mit der Gruppengeschichte oder mit einzelnen erzählten Patienten und Patientinnen und bei einer Paartherapie mit der Geschichte des Paares oder dessen aktuellem Problem.

Die Szene in den verschiedenen Settings

Psychoanalyse und psychoanalytische Psychotherapie

Im Folgenden wird die psychoanalytische Methode als ein Verstehen von Szenen mit unterschiedlichen »Patienten« und Rahmenerzählungen an Fallvignetten dargestellt und untersucht. Die Passagen illustrieren die vielfältigen Erscheinungsweisen der Methode, stellen eine Verbindung zu den theoretischen Überlegungen zum Wahrnehmen, Denken und Deuten der Analytiker und Analytikerinnen her und erlauben den Lesern und Leserinnen den besonderen »Ton« des psychoanalytischen Instruments unter den je verschiedenen Settingbedingungen zu hören und miteinander zu vergleichen.

Zwei Behandlungssequenzen aus langen Analysen und eine aus einer psychoanalytischen Psychotherapie werden vorgestellt. Die ersten beiden Sequenzen stammen aus der Reihe »the analyst at work« im *International Journal of Psychoanalysis*. Bei der unsystematischen Durchsicht dieser Rubrik war ich immer wieder davon überrascht, dass, wenn Analytiker und Analytikerinnen ihre Arbeit darstellen, sie Sequenzen auswählen, in denen pointiert das hier als psychoanalytisches Wahrnehmen und Denken Gezeigte vorkommt. Ein Commonsense über das psychoanalytische Tun jenseits klinischer Theorien, mit denen die Autoren und Autorinnen ihre Arbeit kommentieren, wird erkennbar. Diesem vorbewussten methodischen Vorgehen gilt das Interesse bei der Diskussion der folgenden Behandlungsszenen.

Zudem zeigen die ausgewählten Vignetten die produktive Wechselwirkung zwischen dem methodischen Vorgehen und dem noch nicht begriffenen Verlauf der Szene. Dass die Geschehenslogik der Verstehenslogik immer vorausgeht (vgl. Scharff 2010, S. 18), ist kein zu verändernder oder zu überbrückender Nachteil unserer Arbeit, sondern eine immerwährende Anregung zum Verstehen und zur Weiterentwicklung. Das vom Verstehen zwar beeinflusste, aber zugleich unabhängige Geschehen in der Szene garantiert immer neue Brüche, Durchbrüche, Wendungen, noch nicht verstandenes Neues, das die alten Sinnzusammenhänge wieder durcheinander bringt.

Beispiel (1): Psychoanalyse

Es werden drei Sitzungen geschildert: Die ersten beiden sind aufeinanderfolgende Sitzungen aus dem sechsten Jahr einer Analyse, nachdem die Patientin die vierstündige Analyse um eine Stunde pro Woche gekürzt hatte. Die dritte Sitzung ist aus dem achten Jahr der Psychoanalyse, nachdem die Patientin zur vierstündigen Analyse zurückgekehrt war. Zur Darstellung meines Anliegens wurden die zwei zusammenhängenden Sitzungen aus dem sechsten Analysejahr, nach der Reduzierung der Behandlung auf drei Stunden pro Woche, herausgegriffen und übersetzt.

Beispiel und Methode

Sitzung

P.: *Ich bin überarbeitet. Ich habe diese neue Sekretärin, sie ist völlig überflüssig, man kann ihr nichts auftragen; man kann nicht auf sie zählen.*

A.: *Sie zählen und zählen, und es sind nur drei Sitzungen und es ist nicht genug.*

In dieser Sitzung soll erklärt werden, warum die Patientin die vierte Stunde entgegen der Ansicht ihrer Analytikerin gestrichen hat. Die Analytikerin lässt die Begründung, dies sei eine Erleichterung für die Patientin, nicht alleine gelten und folgt dem Prinzip der Subjektivierung. Demnach sind die Motive für das Verhalten und dessen Bedeutung aus der Szene mit Analytikerin und Patientin abzuleiten. Obwohl die Veränderung der Analytikerin im Rahmen der Metaszene ein Rätsel ist, hat sie sich auf das neue Arrangement eingelassen und verfolgt das Ziel, diese Sinnlücke zu schließen. Sie spielt mit dem verfügbaren Material und bemüht sich um ungewöhnliche Zusammenhänge, um zu einer Erklärung zu gelangen. Dieses Vorgehen lässt sich an ihren Deutungen rekonstruieren.

P.: *(Schnell, in einem kalten ungeduldigen Tonfall, als würde sie sagen, ja, ich habe weniger Sitzungen und Sie nutzen sie dazu, diesen Unsinn zu reden.) Ich wusste, Sie würden das sagen. Das Problem ist, dass dieses junge Ding, ich bat sie, für mich nach einigen Dokumenten zu suchen, sie findet sie, aber sie braucht dazu ewig. Sie ist ineffizient. Das Problem ist, dass ich sie nicht feuern kann, weil sie einen kranken Sohn hat, er hat eine Art Krebs, Lymphoma, ich weiß es nicht, und ich habe Mitleid mit ihr.*

A.: *Sie sind beleidigt, weil ich Sie unterbreche. – Ich habe Sie unterbrochen und über die Frequenzänderung gesprochen. Sie glauben, das sei mein Problem. Mich beschäftigt das und nicht Sie. Es tut Ihnen zwar leid, weil Sie denken, ich sei durch Ihre Entscheidung verletzt, aber tief drinnen fühlen Sie, dass es nicht Ihr Problem ist, dass ich mich um dieses kranke Kind kümmern muss, das einen Teil von Ihnen repräsentiert, jenseits der Arbeit.*

Erste Deutung

Die Patientin glaube, die Analytikerin sei durch diese Veränderung verletzt. Es sei deshalb nicht *ihr (der Patientin)* Problem, denn *sie (die Analytikerin)* habe sich nun um dieses kranke (verletzte) Kind als Teil der Patientin außerhalb der Arbeit (sprich Analyse) zu kümmern. Die Analytikerin schließt die Sinnlücke so: *Weil* sich die Patientin von einem kranken kindlichen Teil ihrer selbst trennen will, packt sie diesen in die vierte Stunde und/oder projiziert ihn in die Analytikerin. Sie macht damit diesen Teil ihrer selbst zum Problem der Analytikerin und ist selbst frei davon. *Deshalb* lässt sie die vierte Stunde ausfallen.

Wie häufig in Analysen wird hier die Kontextvariation verwendet: Die Analytikerin transportiert die erzählte Beziehung der Patientin mit der Sekretärin in die Beziehung mit der Analytikerin. Was dort sinnvoll ist – das Problem der Sekretärin lässt die Patientin zwar nicht kalt, es geht sie aber nichts an, sie ist nicht zuständig dafür –, erklärt in der Folge auch das Verhalten der Patientin in der Beziehung zur Analytikerin: Wie in der Szene mit der Sekretärin, ist das Problem nicht ihres.

P.: *Ich fühle mich dadurch erleichtert, dass ich eine Stunde weniger komme. Es war zu viel Aufwand. Ich schätze es, dass Sie zugestimmt haben, obwohl Sie mit mir nicht übereinstimmen. Ich war einfach nur erschöpft. Es war einfach zu viel, es ist zu viel. Es gab ein Meeting der Teilhaber; ich bekam das Gefühl, dass ich einfach nicht weiß, wie man Dinge regelt, es ist immer dasselbe, ich bin ein brutaler Mensch, ich kann meinen Mund nicht halten.*

A.: *Ihren Mund nicht halten?*

P.: *P. war anwesend. Er hat einen Bericht von mir an sich genommen. Er hat ihn direkt gestohlen. Es war an einem Tag, an dem ich in E.s Schule bei einer Zeremonie war, und dieser Typ nahm ihn und arbeitete mit meinem*

Klienten. Darüber musste ich bei diesem Meeting reden. Ich hatte bereits R. und G. (zwei andere Angestellte) gesagt, was passiert war. R. sagte: »Warte einfach, bis ich das Thema im Meeting anschneide, keine Sorge, ich werde ihn zur Rede stellen.« Aber natürlich, ich konnte nicht warten und ich habe alles ausgespuckt, kaum hatte P. den Mund aufgemacht. Ich habe einige schreckliche Dinge gesagt, hasserfüllt, welche ich nicht mehr genau erinnere. Ich hinterließ ein Chaos und dachte, »Du musst lernen, Deinen Mund zu halten«.

A.: Vielleicht ist das ein anderer Grund, warum Sie entschieden haben, weniger zu kommen?

P.: Ich verstehe nicht, was Sie meinen.

A.: Sie fürchten, schreckliche Dinge zu mir zu sagen – Dinge, die mich verletzen würden und die mich ärgerlich auf Sie machen würden.

Zweite Deutung

Die Patientin hat Angst, zu der Analytikerin schreckliche Dinge zu sagen und damit ihre Zuwendung zu verlieren; daher packt sie die schrecklichen Dinge in die vierte Stunde und lässt diese ausfallen. Auch hier verwendet die Analytikerin eine Kontextvariation. Sie transportiert die erzählte Beziehung aus dem Berufsleben der Patientin in die Analysebeziehung und erklärt damit ihr Verhalten in der Analyse.

P.: (Als ob sie zu einem kleinen Kind oder jemand Geisteskranken sprechen würde, weich, mit demonstrativer Geduld) Ich habe Ihnen gesagt, dass ich erleichtert bin, seltener hierher kommen zu müssen. Und (sie schweigt und wechselt dann zu einem mehr reflektierenden Tonfall) ich fühle auch, dass Ihre auf irgendeiner Ebene vorhandene Zustimmung Anerkennung bedeutet – es ist ein Zeichen des Vertrauens.

A.: (Ich zweifle an ihrer Behauptung. Ich denke, es ist wahr und zugleich ist es ein Versuch, mich zu beruhigen, damit ich das Thema aufgebe. Ich zögere, weiß nicht, was ich aufgreifen soll.) Es ist möglich, dass Sie so fühlen.

P.: Es ist wie mit E. Sie lernt reiten, nur auf kleinen Ponys. Aber wenn sie reitet, bin ich stolz auf sie, ich sehe sie mit dem jungen Mann, sehr gerade sitzend, reiten; sie liebt es. Ich bin nicht beängstigt. Ich bin sicher, dass sie das kann. Sie möchte, dass ich ihr ein kleines Pferd kaufe. Ich habe ihr gesagt, dass ihre Großmutter das Pferd für sie aussuchen wird. Meine Mutter ritt in ihrem Heimatort. Pferde waren ihr Transportmittel, als sie jung war. Was damals ein Zeichen der Armut und eine Notwendigkeit war, erlebt E. jetzt als Luxus. Es war ein gutes Wochenende. (Eine solche Äußerung war von ihr noch nie zu hören gewesen.)

A.: Sie klingen glücklich.

P.: Ich hatte eine gute Zeit, und ich denke E. auch. Aber ich kann nie sicher sein, ob ich eine gute Mutter bin. Ich fühle nicht, dass ich ihr irgendetwas Gutes gebe. Ich kann mir nicht vorstellen, was ich ihr nutzbringendes geben könnte. Aber sie ist liebevoll. Sie umarmt mich fest und sagt: »Mummy ich liebe Dich«, sie streicht mir übers Haar.

A.: Sie können die Liebe, die sie Ihrer Tochter entgegenbringen, nicht wahrnehmen, sogar dann nicht, wenn sie sie fühlen.

P.: Genau, das ist genau, was mir passiert. Es ist offensichtlich, dass etwas gut geht, aber ich kann es nicht mit mir verbinden. Es erscheint mir so, als ob ich mit ihrem Gutgehen nichts zu tun hätte. Ich liebe sie innerlich sehr, aber ich weiß nicht, ob ich es zeigen kann.

A.: Ich denke, dass Ihnen hier etwas Ähnliches passiert. Sie fühlen sich besser, sie sind aufgetaut, wie Sie mir das letzte Mal erzählt haben, aber Sie können diese Veränderungen nur dann mit der Behandlung in Verbindung bringen, wenn Sie nicht hier sind. Das Weniger-hierher-Kommen ist für Sie ein indirektes Zeichen dafür, dass ich denke, dass es Ihnen besser geht, dass ich Sie sicher auf Ihrem Pferd weiß. Aber gleichzeitig fragen Sie sich, ob ich ihre Stunde gestohlen und einem anderen Patienten gegeben habe, ein gieriger P., der Sie Ihnen weggenommen hat.

P.: Er kann sie von mir aus behalten. Wir können damit aufhören. Ich möchte auf E. zurückkommen.

Dritte Deutung

Um nicht bemerken zu müssen, dass sie von der Analytikerin etwas Gutes bekommt, das sie auch vermissen könnte und sie sogar neidisch auf einen Anderen machen müsste, der diese vierte Stunde bekommt, beschneidet sich die Patientin selbst. Auch hinter dieser Deutung steckt die Kontextvariation der Beziehung Patientin-Tochter zur Beziehung Analytikerin-Patientin: Hier wie da spürt die Patientin keinen Zusammenhang zwischen dem Guten, das sie gibt beziehungsweise als Patientin-Tochter bekommt und der Tochter (oder ihr), der es gut geht. Dies schützt sie vor unliebsamen Gefühlen und deshalb lässt sie die vierte Stunde als Symbol für ihre Unabhängigkeit ausfallen. Das Neidmotiv taucht aufgrund einer Zusammenhangsbildung zweier scheinbar unabhängiger Szenen auf: Die erzählte Szene mit P. wird mit der Analyseszene kombiniert, in der die Patientin die vierte Stunde ausfallen lässt. Die versäumte Stunde nutzt ein Anderer für sich, wie an ihrem Arbeitsplatz der Kollege P.

A.: Sie sagen mir: »Ich möchte nicht über Sie und mich reden, ich will über mich und E. reden, verstehen Sie mich nicht?«

P.: Genau.

A.: Sie können Ihre Sitzung nicht als etwas Gutes ansehen, das Sie verlieren, etwas, das Sie von mir bekommen und das Sie sich aus guten Gründen vorenthalten. Manchmal empfinden Sie dieses selbst Entzogene als etwas, das ich nicht Ihnen, sondern einem anderen Patienten geben will. Wenn Sie nicht sehen können, dass Sie etwas Gutes von mir bekommen, wie wollen Sie dann bemerken, dass Sie Ihrer Tochter etwas Gutes geben?

P.: Diese Woche war mein Magen wieder unruhig.

A.: Ich glaube, Sie hatten Hunger nach dem Kontakt hier, dass Ihr Magen mich an Ihrer Stelle vermisst hat.

Folgen wir der Geschehenslogik in der Metaszene, so fällt der Kampf um die Bedeutung des Stundenausfalls und damit um die Deutungshoheit auf: Die Patientin widerspricht allen Erklärungsversuchen der Analytikerin. In dieser Streitszene – methodisch kann man von einem Bruch sprechen – sind Analytikerin und Patientin handelnde Personen. Der inhaltliche Ausgang dieses Streites um die »richtige« Deutung ist dabei von geringerer Bedeutung als die Beziehungsgestaltung. Wie wird es zu einer Lösung, Überbrückung, Harmonisierung der Differenz kommen und wie wird nachher die Beziehung der Beiden aussehen? Die Antwort auf diese Fragen entscheidet über die Art des Weiterlebens beziehungsweise den Fortgang der Analyse. Dieses Geschehen in der Szene ist nicht – oder noch nicht – Gegenstand von Deutungen, es entfaltet seine Dynamik unbemerkt. Dazu, die nächste Stunde:

Sitzung (erste Sitzung der nächsten Woche):
Sie ist zu spät.

P.: *Am Freitag habe ich mich mit S. getroffen (ein Mann, mit dem sie vor kurzem eine Beziehung angefangen hat). Es war eine angenehme, irgendwie primitive Begegnung. Er ist extrem dick. Wir haben nicht verhütet. Seit es für mich so schwer war, schwanger zu werden, habe ich den Eindruck, dass meine Fruchtbarkeit gering ist. An diesem Tag war ich etwas beunruhigt, aber am nächsten Tag beruhigte ich mich. In dieser Nacht träumte ich, dass mein Doktor mir sagte, ich sei in der Ovulationsphase. Ich bin aufgewacht mit dem Gedanken, dass ich 50 bin und er 63.*

A.: *Was fällt Ihnen zu dem Traum ein?*

P.: *Ich dachte, dass ich immer ängstlich sein muss.*

A.: *Was denken Sie von dem Doktor, der Ihnen sagt, Sie seien in der Ovulationsphase?*

P.: *Ich weiß nicht. Vielleicht will er mir sagen, dass ich in Gefahr bin. Ich möchte Ihnen zwei Dinge sagen. Erstens, dass ich einen anfänglich Anfall von Darmbeschwerden hatte. Es ging vorbei.*

A.: *Anfall? Sie verbinden ihn mit der Begegnung mit S, aber es war auch am Wochenende. Sie sind mehrere Tage nicht hierhergekommen; Sie waren alleine, als sie Angst hatten. Vielleicht hat es auch etwas damit zu tun, dass sie heute zu spät waren.*

P.: *Es ist dieser Schmerz. Es ist die Folge eines ganzen Lebens mit Angst und Stress, der ganze Körper immer bedacht auf Schmerz, Tragödie, der Mangel an Lust. Fähig zu sein, mit einem Mann zusammen zu sein (...). Ich denke, der Körper hat sich entspannt.*

An dem Morgen, nachdem ich den Traum hatte, sah ich beim Gehen einen Typen und dieser erschreckte mich sehr. Sein Gesicht war groß. Er hatte eine angeborene Krankheit. Ich kam zu dem Schluss, dass, falls ich schwanger wäre, das Baby eine Krankheit haben würde. S. möchte auf keinen Fall Kinder. Es beängstigt mich, dass er ein psychotisches Kind hat und ich einen psychotischen Vater. Aber ich könnte nicht damit leben...

Ich dachte beunruhigt: »Wieder werde ich arbeiten und schwanger sein, ohne Ehemann, aus dem Blauen heraus.« Aber ich dachte auch: »Es passiert. Es ist viel schlimmer, kein Kind zu haben; du wirst diese Angst nie los werden...« Ich begann mit dem Gedanken zu spielen – und wenn es ein Bub wäre? Ich würde nicht mit S. zusammenleben, aber ich würde ihn um Hilfe bitten.

A.: *Der Junge mit der angeborenen Krankheit hat sie sehr erschreckt. Aber Sie konnten etwas anderes als sonst tun; Sie begannen mit der Phantasie zu spielen. Es ist, als hätten Sie in diesem Moment ein anderes Leben gelebt, komprimiert in dieser kurzen Periode. Sie gaben dieser Möglichkeit nach.*

Methodisch anerkennt die Analytikerin mit dieser Bemerkung, dass die Patientin nun alleine »aufrecht reiten«, sprich außerhalb der Analyse denken und mit der Phantasie spielen kann. Der Streit um die »richtige« Deutung scheint beendet und neue Themen können auftauchen.

P.: *Und nicht alleine – mit S., mit S.s Geld. Am Samstag blieb ich den ganzen Tag zu Hause. Ich habe nichts mit E. unternommen, ging nicht mit ihr ins Theater. Wir blieben zu Hause und schauten Filme an, lasen, es war gut. Das Andere, das ich Ihnen erzählen wollte, ist, dass ich am Montag einen sehr komplizierten Arbeitstag hatte. Das Magending kam zurück. Gestern bin ich nicht zur Arbeit gegangen. Ich blieb zu Hause und hatte eine gute Zeit.*

A.: *Das ist der Tag, an dem Sie gewöhnlich zur Analyse kamen.*

Methodisch gesehen, anerkennt die Analytikerin nochmals die Deutung der Patientin, dass sie während der ausgefallenen Stunde ihre neuen Fähigkeiten erprobt.

P.: *Ich habe mit M. (einem Mitarbeiter) gesprochen und zum ersten Mal war ich neidisch auf ihn, auf die Art wie er arbeitet; er kümmert sich nicht so sehr darum, was der Klient denken könnte. Er ist verheiratet und hat fünf Kinder. Für ihn ist die Arbeit nur ein Geldverdienen. Bei mir ist es umgekehrt. Ich benehme mich professionell. (sinngemäß müsste es heißen: ich lebe die Arbeit oder ich lebe in der Arbeit, A. L.)*

A.: *Sie stellen sich vor, dass es für mich leicht ist, für mich sind Sie nur das Geld.*

P.: *Wenn ich heimkomme, bin ich zu müde, um mit E. etwas zu machen. Ich setzte sie auf meinen Schoß, wir schauen fern und ich gebe ihr Küsschen. Aber ich gehe nicht mit ihr zu den Dinosauriern.*

A.: *Etwas, das im Zusammenhang mit Ihrem Magen auffällig ist, ist, dass Sie, wenn Sie mit ihr fernsehen und ihr Küsse geben, nicht mit ihr zu den Di-*

nosauriern gehen. Wenn sie zu den Dinosauriern gehen würden, wären sie nicht zu Hause und würden nicht fernsehen. Immer ist es falsch.

P.: Das ist für mich am schwersten zu ändern: Permanente Angst ist ein Lebensgefühl, ein Gefühl, als hätte man innerlich ein Loch. Zu viel Grübeln, die Schwangerschaft, zum Beispiel, ich hätte eine Pille-Danach am nächsten Tag nehmen können und das wäre es. Es wäre eine Formalität, eine einfache Entscheidung, ohne sich so viel Sorgen zu machen.

A.: Nun, Sie haben mir gesagt, dass die Analyse Ihnen bei bestimmten Dingen geholfen hat, aber dass Sie die Angst oder das Loch in Ihnen nicht loswerden können, dass Sie möchten, dass ich Sie in eine Entscheidungsmaschine transformiere, in eine Frau der Aktion ohne Emotionen und Gefühle.

P.: Es ist wahr, dass ich jetzt weniger Angst habe und dass sie nicht mehr so lange anhält. Aber sie kommt immer wieder zurück; sie ist jedes Mal neu. Ich bin niemals in einem Zustand, dass ich sagen könnte: »Alles wird gut werden und wenn nicht, dann ist es eben so.« Zum Beispiel, wenn wir darüber sprechen, dass sich E. zum Besseren verändert, kann ich es nicht ganz glauben oder darauf vertrauen. Es hat mit meiner Mutter zu tun. Gestern, als sich E. schlecht benahm, sagte meine Mutter: »Schicke sie nur weiter zum Analytiker, wenn Dir das passt.« Das ist ihre Art, das Leben zu sehen. Sie ist nicht bösartig; sie war immer so, arme Frau.

A.: Sie wollen feststellen, ob ich einen Weg finde, Ihnen zu zeigen, dass man das Leben auch anders als Ihre Mutter sehen kann. Sie wollen wissen, ob ich Sie als E.s Mutter anders sehe als Ihre Mutter. Und gleichzeitig spielen Sie ein wenig die Rolle der Mutter Ihrer Mutter. Sie wollen nicht, dass ich denke, Ihre Mutter sei bösartig – sie beschützen sie vor mir.

P.: Ich kann nicht zur Ruhe kommen. Jetzt habe ich mich gerade erinnert, wie sie mir bei dieser Endoskopie meinen Magen ganz zerfressen gezeigt haben. Wie zerkratzt.

A.: Sie fühlen sich innerlich zerkratzt von dem über Jahre und Jahre aufgehäuften Gefühl, dass Ihre Mutter Sie nie anschauen würde, außer um Ihre Entscheidungen zu kritisieren oder Sie zu verbessern. Nichts, das Sie tun, ist je richtig. Wenn Sie entspannt einen Film zusammen mit E. anschauen, sollten Sie etwas anderes tun. Ihre Mutter schlägt wieder zu und ich bin so selten bei Ihnen…

Die folgende Passage zeigt aus methodischer Sicht, wie der tatsächliche Streit um die »richtige« Deutung, dessen Lösung und das dadurch aufgebaute Vertrauen eine produktive Entwicklung einleiten.

P.: *An dem Tag, an dem ich zu Hause geblieben bin, schaute ich eine Reportage über spezielle Häuser. Ich sah ein beeindruckendes Haus. Es macht mich glücklich, solche Geniestreiche zu sehen. Es ist unglaublich, wie deren Ansicht mich ausgefüllt. Da gab es ein Haus in Brasilien, in einem Tal, ein Wochenendhaus von Niemeyer 54 gebaut. Das Haus ist gerade 120 Quadratmeter. Das Dach ist leicht geschwungen. Es ähnelt einem herabgefallenen Blatt. Es hat Steinpfeiler. Nur ein Teil ist abgedeckt; alles andere ist aus Glas. Es ist aus großen und kleinen Steinen gebaut, der Pfad ist aus kleinen Steinen. Das Tal ist herrlich. Das Landschaftdesign ist in der Art eines Schachbretts, mit hellerem und dunklerem Grün. Das Haus ist in die Landschaft integriert; das Grundstück hat ungefähr 400.000 Quadratmeter, mit diesem gänzlich einfachen Haus – was für ein schönes Ding.*

A.: *Sie wünschten, Sie wären wie dieses Haus, einfach, elegant und im Einklang mit der Umgebung und dass ich Sie so zufrieden anschaue, wie Sie dieses Haus zufrieden beschreiben. Es ist ein wenig wie im Traum, wenn Sie sagen, wie Sie sich stark fühlen wollen, mit Steinpfeilern, aber leicht wie ein Blatt, und mit einem Pfad, der Außen und Innen verbindet; und das Innere wäre total sanft, ruhig.*

P.: *(Während ich sprach, wirkt sie bewegt; Tränen beginnen über ihr Gesicht zu rinnen.) Ja, diese Ruhe, ich bin nicht sicher (sie lächelt). Ich habe es mir voller Kinder, die ein- und ausgehen und in den Pools spielen, vorgestellt.*

A.: *Ich denke, der Doktor, der mich im Traum symbolisiert, sprach nicht nur über negativen Risiken. Ich denke, Sie können sich vorstellen, dass die Dinge besser laufen können. Sie können die Vorstellung haben, dass Sie nicht zur Wiederholung verdammt sind, dass nicht alles in ihren Genen festgeschrieben ist. Vielleicht fürchten Sie sich davor.*
(Yankelevich 2013, eigene Übersetzung)

Die Analytikerin orientiert sich an dem für sie relevanten Bruch in der Szene, dem Ausfall der vierten Stunde, und spielt mit dem Material, um zu einer szenenspezifischen Begründung für das Verhalten der Patientin zu kommen. Ihre eigene Beteiligung ist deutlich spürbar: Sie ist nicht einverstanden mit der Reduktion der Frequenz und vermutlich tatsächlich gekränkt. Ohne dass die Analytikerin dies weiß, sorgt ihre Kränkung wie ein Motor für neue Zusammenhangsbildungen. Die Analytikerin kann und will die Kränkung nicht hinnehmen und sucht deshalb nach Deutungen für den Stundenausfall, in denen sie selbst eine bedeutende, gute und nicht nebensächliche, quasi auszulassende Rolle spielt.

In der Geschehenslogik der Metaszene entfaltet sich ein heftiger Streit um das richtige Verhalten der Patientin beziehungsweise dessen richtige Interpretation. Analytikerin und Patientin kämpfen recht einfallsreich und ausdauernd, aber in einem kurzen Moment wird die Szene aufgebrochen: Die Patientin berichtet vom Stolz auf ihre Tochter und von ihrem Zutrauen zu deren Fähigkeiten, als sie diese aufrecht reitend sieht. Sie greift zu einer Kontextvariation, um der Analytikerin einen veränderten Blickwinkel auf ihr Verhalten zu ermöglichen, und findet, dass auch die Analytikerin stolz auf sie, die Patientin, ist und ihr zutraut, ein Stück alleine zu »reiten«: Weil die Analytikerin implizit der Veränderung des Settings zugestimmt habe – sie arbeitet weiter mit dieser Patientin –, erkenne sie auch ihr Anliegen an und zeige Vertrauen in sie. Die Analytikerin spürt, dass die Patientin etwas Wahres sagt, argwöhnt aber auch, dass die Patientin sie beruhigen und vom Ansinnen, den Konflikt aufzuklären, ablenken will. Die Analytikerin räumt ein, möglicherweise so zu fühlen, und erkennt damit widerstrebend die Deutung der Patientin an: Weil sie ein Stück alleine »reiten« und ihre Fähigkeiten erproben will, lässt sie die Stunde ausfallen. Damit wird eine neue Szene eröffnet, in der sich eine konfliktfreiere Beziehung entwickelt und Vertrauen entsteht. In der Metaszene ist zu erkennen, dass die Analytikerin sich erlaubt, mit dem Gedanken zu spielen, dass die Deutung der Patientin »wahr« sein könnte.

In dieser Schilderung wird nachvollziehbar, wie hier »wirklich« um die Interpretation gerungen wird: nicht nur in der kognitiven Auseinandersetzung um die richtige Interpretation, sondern auch um einen für die Beziehung entscheidenden Wendepunkt. Diese Metaszene zeigt beispielhaft für jede analytische Situation, dass das Geschehen von Analytikerin und Patientin gestaltet wird und die Analytikerin darin der Patientin weder voraus ist, noch mehr als die Patientin davon weiß. Diese Sequenz zeigt, dass die wirklichen Veränderungen neben oder auch als Folge der Deutungsarbeit der Analytikerin in der aktuellen Szene geschehen; als Folge nicht im Sinne einer Erkenntnis, sondern im Sinne der durch die Deutungsarbeit bewirkten intensiven Auseinandersetzung zwischen Analytikerin und Patientin, in diesem Fall um die »richtige« Deutung. In diesem Beispiel ringen die Tochter/Patientin und die Analytikerin anstelle der Mutter um die Deutung des Verhaltens der Tochter/Patientin. Dieser Auseinandersetzung entspringt eine andere, neue Deutung des Verhaltens der Patientin: Sie zeigt, wie selbstständig sie schon ist, und hofft und vertraut schließlich darauf, dass ihr Verhalten auch so anerkannt wird, dass die Analytikerin stolz auf sie sein kann und ihr Verhalten nicht kritisch als Abwehr und Flucht interpretiert.

Die eigentliche Szene, in der die Veränderung passiert, ist methodisch nie einzuholen. Sie umfließt gleichsam die bewusste und gedeutete Beziehung. Auf die Wirkung dieser nicht-begriffenen Szene müssen sich Analytikerin und Patientin verlassen, da sie dem methodischen Vorgehen entzogen ist. Methodisch garantiert werden kann die psychoanalytische Arbeit. Sie orientiert sich an den relevanten Sinnlücken und leitet deren Verstehen ein, indem das Material der Analysestunden in kreativer Weise umgeschichtet, verschoben, zusammengesetzt wird. Im obigen Beispiel sehen wir, dass diese Arbeit ihr Veränderungspotential aber nur entfaltet, wenn sie im Rahmen einer wirklichen Beteiligung von beiden, auch der Analytikerin, ausgeübt wird. Im vorgestellten Beispiel bedeutet das Ringen um eine Deutung zugleich in der umschließenden Szene ein Ringen um Vertrauen. Es wird deutlich, dass der Stundenausfall der Analytikerin zu schaffen macht und sie nicht kalt lässt. Sie geht zwar professionell damit um und deutet, jedoch auch aus einer eigenen Beteiligung heraus. Mit dieser Aktion »Stundenausfall« ist es der Patientin gelungen, die Vertrauensfrage auf einer tatsächlichen und nicht auf einer hypothetischen Ebene zu behandeln.

Damit stellt sich die Frage, welche Bedeutung dem methodischen Vorgehen überhaupt zukommt, wenn die Veränderungen in einer diesem Vorgehen entzogen Sphäre erfolgen. Das methodische Vorgehen gibt der sich unweigerlich psychodynamisch entfaltenden Szene eine Richtung, indem sie aus den Beteiligten Gestaltende und nicht nur Getriebene macht. Die Patienten und Patientinnen werden zu Subjekten des Geschehens und die Analytiker und Analytikerinnen zu dessen Interpreten. Die Spannung und Wechselwirkung zwischen diesen beiden Prozessen – der sich ereignenden Dynamik und der gestaltenden Aktivität der Subjekte – wirken produktiv und generieren Neues.

Ein weiterer Grund für die Bedeutung der methodischen Arbeit ist eine daraus entstehende Beziehungserfahrung für die Patienten und Patientinnen: Sie erleben, dass in der psychoanalytischen Situation ihr Gegenüber (Analytiker und Analytikerinnen) tatsächlich ihre »wahren« Motive ergründen will, trotz des Wissens, dass diese Bemühung immer auch scheitern muss. Dies lässt eine produktive und vor allem vertrauensvolle Atmosphäre entstehen. Die deutende Aktivität der Analytiker und Analytikerinnen ähnelt den Bemühungen einer Mutter, die trotz eigennütziger Motive, Ablenkungen und Verführungen ihr Kind zu verstehen und es angemessen zu beantworten versucht.

Obwohl die Deutung das Anliegen auch in der psychoanalytischen Situation immer nur mehr oder weniger gut trifft, ist das echte Bemühen entscheidend, das »korrekte« in der Abstinenz vollzogene methodische Vorgehen. Es produziert nicht alleine den entscheidenden Wendepunkt, ist aber eine nicht ersetzbare Voraussetzung für Veränderung. Es ist zum Beispiel nicht durch die technische Anweisung, authentisch zu sein, wie es in anderen Therapieformen gefordert wird, zu ersetzen. Was möglich ist, ist die Einhaltung einer verstehenden Methode, die sich an dem angebotenen Material und den aktuellen Sinnlücken orientiert.

Rahmenerzählung: Lebensgeschichte

Die im Rahmen einer Psychoanalyse verstandenen Szenen werden mehr oder weniger systematisch zu einer Lebensgeschichte des Patienten, der Patientin zusammengefügt. Die Lebensgeschichte, mit der der Patient, die Patientin in die Behandlung kommt, wird damit umerzählt, differenziert, ausgestaltet und erweitert, brüchiger und schließlich wieder stimmig. Anders als in Kurz- oder Fokaltherapien ist der Bezugspunkt »Lebensgeschichte« ein weites Feld, und es könnte der falsche Eindruck entstehen, man sei an keinen Kristallisationspunkt gebunden. Die Lebensgeschichte ist aber ausdrücklich oder indirekt der kontinuierliche Referenzpunkt für alles Verstandene. Dies entspricht Mentalisierungsvorgängen und der träumerischen Verarbeitung von Erlebtem. Tags und vor allem nachts werden Erlebnisse innerhalb und außerhalb der Analyse mentalisiert und in die vorhandene mentale Welt eingearbeitet. Dabei geht es um den Erhalt und die Kreation des Psychischen überhaupt und im Spezifischen um Identität, die Umwandlung von Affekten und Erregungen in Gefühle innerhalb sinnvoller, bedeutsamer Zusammenhänge. Die Einarbeitung des in Psychoanalysen Erlebten in die Lebensgeschichte ist dazu ein Beitrag.

In Psychoanalysen kann sich diese biographische Arbeit ausdrücklich und kontinuierlich oder nur sporadisch nach Assoziationen des Patienten, der Patientin ergeben. Dies hängt auch von der Ansicht des Analytikers, der Analytikerin zur Bedeutung der biographische Arbeit für das Gelingen der Therapie ab. Szenisch orientierte Analytiker und Analytikerinnen werden die wesentlichen Veränderungspotentiale eher im Hier und Jetzt der analytischen Beziehung suchen und deshalb die Verbindung zur Lebensgeschichte nur den Patienten folgend, lose betreiben. Eine verbindliche Regel dafür gibt es nicht.

Im oben angegebenen Beispiel erfolgt die biographische Arbeit am Rande und im Rahmen der Deutungsarbeit als Umarbeitung der bekannten Mutter-Tochter-Beziehung: Die Mutter wird vorwiegend die Tochter kritisierend und zur Besserung antreibend erkennbar. Die Tochter hat diese primär negative Sichtweise der Mutter auf sich selbst übernommen. Die Folgen dieser Übernahme – geringes Selbstvertrauen insbesondere in der Beziehung zu ihrer Tochter – können nun untersucht werden. Die bisher unreflektierten Teile der Lebensgeschichte der Patientin werden deutlich und in ihrer Bedeutung für die Gegenwart sichtbar. Dadurch werden sie zu historischen Ereignissen und gliedern sich als Vergangenheit in die Biographie ein.

Die Methode ist unabhängig vom Setting

Ich nehme dieses Beispiel, in dem eine in den psychoanalytischen Vereinigungen umstrittene Settingvariante, die drei- oder vierstündige Analyse, ein zentrales psychodynamisches Thema ist, zum Anlass, den Zusammenhang von Setting und Methode daran zu diskutieren. Man könnte nach einer ersten Lektüre der beiden geschilderten Sitzungen annehmen, dass die Analytikerin einer vierstündigen Analyse grundsätzlich den Vorzug vor einer mit niederer Frequenz gibt und die Veränderung durch die Patientin aus ihrer technischen Ansicht als ein Agieren interpretiert. Ihre Hartnäckigkeit bezüglich der Sitzungsfrequenz könnte man so verstehen. Wenn ihre Deutungsaktivität ausschließlich von diesen außerhalb der Szene liegenden und von der konkreten Patientin unabhängigen Überzeugungen begründet wäre, würde sie von der hier beschriebenen Methode abweichen: etwas Äußeres, von der Szene Unabhängiges, würde durchgesetzt und der Patientin Deutungen ihres Verhaltens übergestülpt. Die rätselhaften Botschaften des Anderen würden wie Fremdkörper eindringen, wären für die Patientin schwer verdaulich und würden die subjektiven, aus der Szene ableitbaren Motive der Patientin weit verfehlen.

Das Verhalten der Analytikerin in der konkreten Szene lässt aber andere, szenenspezifische Beweggründe erkennen. Die Analytikerin folgt der Änderung durch die Patientin und stellt sie nicht vor ein Ultimatum. Damit signalisiert sie ihre Bereitschaft, über die Veränderung nachzudenken. In diesem Nachdenken, das in die beschriebenen Deutungen mündet, folgt die Analytikerin der hier beschriebenen Methode. Weil ihr diese Änderung aus der konkreten analytischen Szene heraus nicht verständlich ist, behandelt sie sie als Sinnlücke. Die allgemeine objektivierende Begründung, es erleichtere der Patientin die Lebensorganisation, lässt sie gelten – dagegen ist wohl auch kein Argument zu finden –, sucht aber nach einer subjektiven, aus der Szene erwachsenden Erklärung.

Für diese Analytikerin ist diese Änderung ein Bruch in der Metaszene und damit ein unverstandener Riss in der aktuellen Beziehung. Diese Lücke lässt sie nicht los, und erst wenn sie diese geschlossen hat, kann sie sich neuen, anderen Brüchen zuwenden. Ihre Irritation und daraus abgeleitete Deutungsaktivität stammen aus der aktuellen Szene, an der sie unweigerlich beteiligt ist, ihre Gekränktheit ist dafür ein Zeichen. Methodisch folgt sie damit der Regel, Sinnlücken in der aktuellen Beziehung zu registrieren, sie nicht beiseite zu schieben und nach deren Klärung zu streben. Sie beharrt methodisch »korrekt« darauf, die Bedeutung dieses Verhaltens der Patientin aus der aktuellen Beziehung abzuleiten (Subjektivierung) und nicht allein allgemeine Erklärungen gelten zu lassen oder sie pauschal als ein Agieren zu deuten.

Auf das methodische Vorgehen im jeweiligen Setting sollten die unterschiedlichen Ansichten bezüglich der drei- oder vierstündigen Analyse keinen Einfluss haben. Aus methodischer Sicht ist nicht die Frequenz entscheidend, sondern die Vorgabe, einen entstandenen Bruch in der Metaszene subjektivierend, d. h. aus der konkreten Szene heraus zu deuten. Wichtig ist, dass der entstandene Riss emotional relevant ist und mit Hilfe der beschriebenen

»Spielerei« mit aus der konkreten Analyse stammendem Material geschlossen werden soll. Eine andere Analytikerin mit eher lockerem Bezug zu der Stundenfrequenz hätte das Verhalten dieser Patientin anders erlebt und sich eventuell anderen vorhandenen Sinnlücken zugewandt, woraus aber nicht abgeleitet werden kann, dass sie weniger psychoanalytisch vorginge.

Das Beispiel zeigt, dass Analytiker und Analytikerinnen, welchen klinischen und technischen Ansichten sie auch immer anhängen, vorbewusst das beschriebene methodische Vorgehen verbindet. Auch im nächsten Beispiel lässt sich die Orientierung an Sinnlücken in der aktuellen Metaszene als ein zentrales Moment der psychoanalytischen Methode beobachten.

Beispiel (2): Psychoanalyse

Die Sequenz stammt aus dem dritten Jahr einer vierstündigen Analyse (Bolognini 2002). Ich habe den Text, da wo es mir sinnvoll erschien, zusammengefasst und die wörtlichen Passagen ins Deutsche übersetzt (vgl. Laimböck 2007, S. 65ff):

Es handelt sich um eine 36-jährige, verheiratete Frau mit einer elf Monate alten Tochter. Sie ist Lehrerin und in der psychoanalytischen Theorie wohl versiert. Sie hat drei Jahre Gruppenanalyse hinter sich, die sie vermutlich wegen einer sie kränkenden Bemerkung des Analytikers bzgl. ihres wissenden Verhaltens abgebrochen hat. Ihren Vater beschreibt sie als »streng, selbstbezogen und despotisch«; die Mutter lebe nur für den Vater. Das Elternpaar wird als eine unzertrennliche Einheit geschildert.

Sie begab sich in Einzelanalyse, »damit sie die Erwachsenen-Kind-Beziehung besser verstehen könne«, und sie hatte nur eine vage Ahnung von ihren persönlichen Schwierigkeiten, die im Bereich einer begrenzten Fähigkeit zur Kooperation mit anderen lagen. Zu Hause hat sie die Hosen an »und behandelt ihr Kind mit Aufmerksamkeit, aber mit einer Kompetenz, die ein wenig zu selbstsicher ist, über alle Zweifel erhaben«, so der Analytiker. Wenn sie das Analysezimmer betritt, grüßt sie nicht mit »Buongiorno«, sondern mit »salve«, eine informellere und den Altersunterschied verwischende Begrüßung (Laimböck 2007, S. 65f). Sie ist seit zwei Jahren und zwei Monaten in einer 4-stündigen Analyse.

Die Stunde:

Die Patientin betritt den Raum wie üblich und beginnt die Stunde schwungvoll.

P.: »Ich hatte einen ganz interessanten Traum.«

Der Analytiker wird neugierig.

P.: (in einem leicht wissenden Ton) »Also, da ist dieser Hügel... und dann, nach einer Weile, dieses Schiff... und dieser Chef… der Kapitän, offensichtlich und das Schiff... ich beschließe, hinaufzugehen und mich umzusehen. Es wurde mir dadurch erleichtert, dass ich mein elf Monate altes Baby bei einem zärtlichen mütterlichen Babysitter, der sie in seinen Armen hielt, lassen konnte.« (Bologini 2002, S. 754)

Der Analytiker fühlt sich etwas beleidigt durch diesen seltsamen Start, »dieser« Hügel, »dieses« Schiff, »dieser« Kapitän, »offensichtlich«.

P.: »Ich wollte mich umschauen, weil dieses Schiff nicht üblich, eher berühmt, fast mythisch war. Im Schiff hatte der Kapitän einen Raum voller Leute unter Drogen, die wie leblos auf dem Boden lagen.« Ich dachte: »Ist das alles hier?« (ebd., S. 754)

Pause, der Analytiker denkt, dass er der Kapitän sei.

P.: »Ich beobachtete auch fünf Frauen, Soldaten, Amazonen, groß und schwarz. Eine stand hinter mir, schön und verrucht. Sie beugte sich hinunter und streifte meine Hand. Es gab einen Kontakt. Ich zog die Hand zurück und dachte: Ich bin keine von Euch!« (ebd., S. 754)

Der Analytiker bemerkt in sich eine Art Zweiteilung. Der eine Teil beginnt, interessiert den elaborierten Traum zu deuten: Weil die Patientin ihm zu vertrauen begonnen hat (Babysitter), kann sie sich in anderen beunruhigenden Übertragungsgefilden umsehen, in denen es eine unterwürfige, abhängige, regressive Beziehung der Patientin zum Analytiker gibt. Auf diese Beobachtung im Traum reagiert die Patientin, so denkt der Analytiker, mit einer Verleugnung der Angst mittels einer überheblichen Haltung: »Ist das alles hier?« Die Amazonen lassen den Analytiker an die relativ geschlechtsneutrale Erscheinung der Patientin denken und an die extreme Zusammengehörigkeit der Eltern. Er denkt hier nicht weiter, sagt auch nichts, denn in der Zwischenzeit hat sich ein anderer Teil in ihm mit seiner starken Reaktion auf die anfängliche Formulierung »dieses« Schiff etc. beschäftigt (vgl. Laimböck, S. 66f).

Der Analytiker ist irritiert und denkt sich ärgerlich:

> »Dieses... dieses... dieses, dieses was? Welcher Hügel, welches Schiff, welcher Kapitän? Für Dich sind sie ›dieses‹. Ich weiß nicht, wer oder was sie sind, ich habe nicht von ihnen geträumt, ich habe sie nie gesehen. Du hattest diesen Traum, nicht ich!« (Bologini 2002, S. 755)

An dieser Stelle kommen dem Analytiker Zweifel, ob er sich zu obsessiv an einem stilistischen Detail festbeißt, dennoch muss er sich weiter damit beschäftigen. Er bemerkt, dass der Zuhörer sich bei diesem Stil, dieser Weise den Traum zu erzählen – sie spricht, als wäre beiden alles schon bekannt – ausgeschlossen und impotent fühlen muss. Ihre entspannte Art, die Geschichte zu erzählen, unterstreicht diese provokante Art.

Der Analytiker bemerkt, dass durch diese Analyse ein Teil seiner eigenen Kindheitsneurose wiederbelebt wird: Er sieht und fühlt sich als ausgeschlossenes, dummes Kind gegenüber den Erwachsenen, die alles wissen und alles können und die die Demonstration ihrer Überlegenheit soweit treiben, dass sie mehr Hass als Bewunderung in den Kindern schüren. So fühlt sich der Analytiker.

Dies war ihm soweit an dieser Stelle der Stunde bewusst. Er begann sich zu fragen, ob diese Beobachtungen etwas mit der Übertragung/Gegenübertragung zu tun haben könnten und seine Antwort darauf schlägt sich in seiner folgenden Bemerkung nieder (Laimböck 2007, S. 67).

> A.: (mit einer fragenden Stimme »von unten«) »Dieser Hügel, dieses Schiff, dieser Kapitän, entschuldigen Sie, Alba, aber warum dieses ›Dieses‹? Ich kenne die Dinge, von denen Sie geträumt haben, noch nicht; sie können nicht ›dieses‹ für mich sein. Ich weiß, dass Sie das wissen und dass Sie sich und mich nicht durcheinander bringen. Verbessern Sie mich, wenn ich falsch liege, aber es scheint mir so, als würden Sie ihr überlegenes Wissen genießen im Gegensatz zu oder wegen meinem Nicht-Wissen. Vielleicht hat sich in der Vergangenheit jemand Ihnen gegenüber auch so benommen und sie sich so wie ich jetzt fühlen lassen.« (Bologini 2002, S. 756)

Die Patientin erzählt darauf, dass ihr sechs Fuß und drei Inches großer Vater so groß bleibe, wenn er mit Arianna, ihrer Tochter, zu tun habe. Er komme nicht auf ihr Niveau herunter.

A.: »Er bleibt also oben.«

P.: »Ich bin sehr ärgerlich. Mr. X (der Gruppenanalytiker) hat etwas Ähnliches zu mir über mein Verhalten gesagt, aber er war unfreundlicher. Er sagte, ich sei groß und mächtig.«

A.: »Es geht immer um oben und unten, übrigens die fünf Amazonen waren auch groß.«

Die Patientin wiederholt diesen Teil des Traums, die Amazone mit hellen, schönen Augen, die sich herunterbeugt und ihre Hand streift und die sie zurückweist.

P.: »Bei Fünf denke ich an die fünf Jahre Analyse, drei mit X und zwei mit Ihnen. Ich habe die Vergangenheit gestreift, ohne wirklich berührt zu sein. Übrigens, Sie haben auch helle Augen.«

A.: »Ich glaube, dass Sie sich fürchten, dass, wenn Sie mir vertrauen, Sie so enden könnten wie die Drogenabhängigen im Traum, völlig abhängig von der Gnade des Kapitäns des Analyseschiffs. Sie möchten diese Analyse, aber sie fürchten sie auch...« (ebd., S. 756)

Die Patientin stimmt zu, dass es schwer sei zu vertrauen. Der Analytiker erinnert sie an den Babysitter im Traum, dem sie vertraute.

Hier ist die Stunde zu Ende.

Methode

Der Analytiker lässt sich in dieser Stunde von einem Widerspruch und seinem damit zusammenhängenden Gefühl des Ärgers leiten. Dieses Gefühl steht in Konkurrenz, wenn nicht sogar im Widerspruch zu seinen Einfällen zum erzählten Traum. Den Traum deutet er für sich als eine Darstellung der momentanen Ansicht der Patientin über die Analyse – eine sicher haltende Beziehung. Trotz seiner Zweifel bleibt er bei der Analyse dieser Irritation und geht nicht zur stimmigen Traumanalyse über. Er folgt damit methodisch gesehen der Maxime, Unstimmigkeiten zunächst stehen zu lassen, ihnen Raum und Bedeutung zu geben und nicht beiseite zu schieben. Er lässt mögliche Gründe, sie zu übergehen – er sei zu sehr von seiner eigenen Neurose geleitet oder die Besonderheiten der Formulierung seien doch viel zu unbedeutend – nicht gelten und bleibt bei der Orientierung an Sinnlücken und deren subjektivierenden Überwindung, d. h. der Suche nach Motiven im Rahmen der aktuellen Beziehung.

Die Sinnlücke besteht zwischen der an sich vertrauensvollen Erzählung eines intimen Traums und der ausschließenden, abweisenden Formulierung, die den Analytiker nicht mehr loslässt. Sie ist der Auslöser und Antrieb für das folgende Spiel mit dem Material, das diese Sinnlücke schließen soll: Vor allem die in der Stunde auftauchende Erinnerung des Analytikers an seine eigene Kindheit, in der er oft den Erwachsenen unterlegen war, liefert ihm einige mögliche Erklärungsansätze: Könnte es sein, dass die Patientin ihre Überlegenheit genießt und dieses Genießen eine Folge eigener Unterlegenheitsgefühle und Demütigungen sein oder könnte die Szene wie beim Analytiker mit der Kindheit und konkreter mit dem Vater zu tun haben? Der Vater der Patientin mag ihm in den Sinn gekommen sein, weil er ihn aus anderen Analysestunden »kennt«. In den Sinn kam ihm wohl auch das theoretische Wissen über die Bewältigung von Unterlegenheit durch die Umkehr der Verhältnisse durch die Identifikation mit dem Aggressor.

Dieses gemeinsame Spiel mit dem Material von Analytiker und Patientin führt schließlich zur Deutung, in der sowohl Trauminhalte als auch Kindheitserlebnisse vom Analytiker benutzt werden, um die aktuelle Sinnlücke in der Szene zu schließen: *Weil* sich die Patientin in dieser jetzt vertrauensvollen Beziehung vor dem Ausgeliefertsein fürchtet, formuliert sie ausschließend, um die Kontrolle und Überlegenheit zu behalten.

Metaszene

Wie im ersten Beispiel beinhaltet die Metaszene eine Auseinandersetzung zwischen Analytiker und Patientin, in der es in diesem Fall darum geht, wer oben und wer unten, wer überlegen oder unterlegen ist. Hätte der Analytiker die Traumdeutung gegeben und seine Irritation übergangen, wäre er vermutlich, ohne dies bewusst zu beabsichtigen, in die überlegene Position geraten. Ohne zu wissen, wohin das führt, bleibt er bei seiner Irritation. Methodisch orientiert er sich dabei an aktuellen Sinnlücken, und dadurch werden die Beziehungssituation und die Angst der Patientin thematisiert. Damit verändert sich die aktuelle Beziehung: Die Patientin macht die Erfahrung, dass der Chef/Vater/Analytiker nicht grundsätzlich seine Überlegenheit ausspielt, sondern ihr Raum lässt und, in Anlehnung an Kindheit, ihr Wachstum fördert. Diese Veränderung ist zwar zentral, war aber methodisch nicht angestrebt. Methodisch wird eine Erklärung für die aktuelle Sinnlücke gesucht und die Veränderung der Beziehung ist quasi ein Nebenprodukt, erfolgt wie im Windschatten der Methode. Dennoch besteht eine Beziehung zwischen dem Suchen nach Erklärungen für die Sinnlücken und der Beziehung in der Metaszene. Die Einhaltung des methodischen Rahmens führt zu realen Veränderungen, obwohl diese inhaltlich mit der Methode nicht angestrebt werden.

Rahmenerzählung: Lebensgeschichte

Auch in diesem Beispiel erfolgt die biographische Arbeit nicht systematisch: Entlang der sich entfaltenden Szene wird eine besondere Beziehungsgeschichte, hier jene zwischen Vater und Tochter, auf ihre gegenwärtige Wirkung und Bedeutung hin untersucht. Die Vater-Tochter-Geschichte wird zu einem Teil der Biographie und lässt das so oder so Geworden-Sein dieser Patientin, vor allem ihr wissendes Verhalten, verständlich werden. Die aktuelle Vater-Tochter-Geschichte wird damit zur Vergangenheit und muss nicht mehr gleichsam automatisch das gegenwärtige Verhalten bestimmen.

Beispiel (3): Psychotherapie

In psychoanalytischen Psychotherapien ändert sich gegenüber der klassischen Psychoanalyse methodisch und bezüglich der Rahmenerzählung nichts, obwohl diese Psychotherapien mit niedriger Frequenz und sitzenden Patienten und Patientinnen erfolgen. Diese äußeren Bedingungen limitieren zwar die Sinnversionen, tangieren aber die Methode und die Rahmenerzählung Lebensgeschichte grundsätzlich nicht.

Die folgende Szene aus einer zweistündigen psychoanalytischen Therapie wurde bereits in einem anderen Zusammenhang behandelt (vgl. Laimböck 2007). Der Patient kam wegen aggressiver und gewalttätiger Durchbrüche und Beziehungsproblemen in Behandlung.

Der Patient, ein kräftiger Mann, erinnert die Analytikerin im Erstgespräch flüchtig an einen Affen, wohl weil er seine Schultern hängen lässt und dadurch seine langen Arme schlenkern.

Er selbst bezeichnete sich im Zusammenhang mit einem Traum als Eisbär im Käfig. Er sei ein »Normopath«. Dabei entstand in der Analytikerin intensiv das Bild einer Aufführung von Kafkas »Ein Bericht für eine Akademie«. Dort spricht ein Affe über seine Gefangennahme und seinen Anpassungsprozess, nachdem ihm nach einigen schmerzhaften Auflehnungsversuchen deren Sinnlosigkeit klar geworden war. Auf diesem Weg war er sehr weit – bis vor die Akademie – gekommen, und man könnte sagen, dass ihm, um seine physische und psychische Existenz zu erhalten, die Erschaffung eines perfekten falschen Selbst gelungen ist.

Für einige Zeit äußerte der Patient den Wunsch, die Analytikerin möge ihm ein Gutachten schreiben, das ihn vom »Zivildienst« befreien würde. Er stellte sich den Zivildienst wie einen »Gulag« vor und war sich sicher, diesen nicht aushalten zu können. Die Analytikerin dachte, dass er sich vor seinem möglichen Gewaltausbruch mindestens ebenso fürchtete wie vor seiner völligen Vernichtung, die in einer passiven Unterwerfung und Selbstaufgabe bestehen würde. Unter anderem weil dies dem Abstinenzgebot widersprochen hätte, kam sie seinem Ansinnen nicht nach, und sie meinte auch, der Patient solle sich dieser Herausforderung stellen und die Situation auch mit Hilfe der Therapie bestehen. Im Patienten bauten sich abwechselnd massive Aggression und Aussichtlosigkeit und Leere auf. Die Analytikerin quälte ab und zu der Gedanke, ob sie sich nicht zu sehr an die in ihrer Vereinigung hochgehaltene Abstinenzregel gebunden fühle.

In dieser Phase der Therapie kommt der Patient eines Tages in die Stunde und reicht eine schlaffe Hand. Er sei wegen des Attests, nicht zum Zivildienst geeignet zu sein, beim Psychiater gewesen. Plötzlich fragt er: »Was haben Sie da für einen Sticker, ein Mitgliedsabzeichen, Zugehörigkeit zu einer therapeutischen Vereinigung?« Er meint ein Muster im Gewebe der Bluse, das der Analytikerin noch nie aufgefallen war. »Hm«, Kopfschütteln. Er spricht von seiner inneren Leere und es gäbe heute auch keine Probleme. Dann glaubt er etwas im Warteraum zu hören und fragt: »Ist da draußen wer?« Die Analytikerin schüttelt den Kopf. Er spricht weiter von dem Zwang im Zivildienst, dem Zwang dort hingehen zu müssen und dass er beim Arzt dick aufgetragen habe. Vielleicht könne er dem Zwang ja aus dem Weg gehen. Die Analytikerin beschäftigten die für ihn ungewöhnlichen Beobachtungen und deren paranoid eingefärbte Deutung. Sie bemerkt die Selbstverständlichkeit mit der der Patient dem Zivildienst ausweichen will, ohne zu beachten, dass die Analytikerin eine andere Sicht der Dinge haben könnte. Sie sucht nach einem Zusammenhang zwischen den scheinbar zerrissenen Inhalten: Leere, Zwang, Mitgliedsabzeichen, jemand vor der Tür, Nicht-Existenz ihrer konträren Haltung. Sei-

ne Ausweglosigkeit und ruhige Passivität und seine paranoid erscheinenden Beobachtungen beunruhigen sie und ihr fällt wieder der Kafka'sche Affe ein. Der schildert an einer Stelle des Stückes, wie er in seiner Ausweglosigkeit beschloss, kein Affe mehr zu sein, und wie er begann, seine Wärter, die ruhig und freundlich mit ihm umgingen, nachzuahmen. Ob sie für ihn zu einem seiner Wärter im vorgestellten Gulag geworden war, fragt sich die Analytikerin. Sie sagt: »Sie scheinen nicht viel Hoffnung zu haben, denn ich, ihre Analytikerin, könnte einer Vereinigung angehören, die sie selbst zwingt und kontrolliert. Dann wäre auch ich unterworfen, könnte Ihnen nicht helfen, denn es ginge nicht um Sie, sondern nur um Anpassung.« Daraufhin fällt ihm ein, dass der Vater ihm geschrieben habe, und er hebt dabei den Glastisch, der zwischen Patient und Analytikerin steht, an. Der Vater habe zwei Bilder geschickt. Dadurch käme er in Konflikt mit seinem »Auftrag«, sich seinen Gefühlen wegen der Prügel des Vaters zu stellen, und seiner Absicht, ihn nicht zu »treffen«. Die Therapeutin sagt, sie sähe vor sich, wie er sich mit seinen liebevollen Gefühlen dem Vater gegenüber und dem »Zwang«, sich an den bösen Vater zu erinnern, quäle. Er spricht von seiner Sehnsucht nach Speed und Sicherheit, in die keine bösen Gedanken einbrechen können. Hier in der Therapie hätte das Negative viel Platz, das Positive solle mehr Raum bekommen.

Methode

Die Analytikerin ist mit den Sinnlücken in der Situation beschäftigt, die durch die plötzlichen paranoid wirkenden Beobachtungen des Patienten erzeugt werden und in keinem Zusammenhang mit dem Gesprächsthema zu stehen scheinen. Eine weitere Verstehenslücke ist die Ignoranz des Patienten gegenüber der ihm bekannten Uneinigkeit zwischen ihm und der Analytikerin bezüglich des Zivildienstes. Die Analytikerin reagiert darauf mit einer Deutung, die sich an den aktuellen Inhalten orientiert und einen Zusammenhang herstellt, der die sonderbare Atmosphäre in dieser Stunde verständlich macht und so die erwähnten Lücken schließt: Der Patient glaubt sich zusammen mit der Analytikerin in einem Zwangssystem (Abzeichen, Vereinigung, Kontrolle von außen, ihre Überlegungen bezüglich der vom therapeutischen Über-Ich geforderten Ablehnung des Gutachtens). Weil sie zum Handlanger des unterdrückenden Systems geworden sei, könne er ihr nicht mehr trauen. Dies erklärt die befremdlichen Beobachtungen und auch, dass ihre Meinung in dieser Stunde irrelevant geworden ist, weder hilfreich noch provozierend. Der Analytikerin fällt diese Deutung im »Spiel« mit allen vorhandenen inneren Materialien ein: der Gulag, ihre innere Frage, ob sie tatsächlich zum Wohle des Patienten auf ein Gutachten verzichte oder nur ihrem psychoanalytischen Über-Ich folge, der affenartige Gang des Patienten und die Erinnerung an eine Aufführung von Kafkas »Ein Bericht für eine Akademie«. Diese Bilder lassen sie die Puzzleteile in dieser Stunde wie dargestellt ordnen. Anstatt wütend über ihre Versagung zu werden, empfindet der Patient sie plötzlich auch als Teil des Zwangssystems. Das erklärt seine Leere, denn nun gibt es keinen Ausweg mehr und alles ist nur noch »normopathisch«. Dass der Vater nach der Deutung und damit Aufhebung dieser paranoiden Vorstellung auftaucht, kann heißen, dass der Patient wieder zu einer Wirklichkeit zurückgefunden hat, die zwar quälend ist, in der es aber Handlungsspielraum gibt: Dort gibt es Ambivalenz – siehe Liebe und Hass, Positives und Negatives in der Therapie –, einen Vater, einen Dritten neben der übermächtigen Mutter des Patienten. Das Anheben des Glastisches könnte bedeuten, dass er wieder mit seiner ihm gefährlichen und ungezähmt erscheinenden Wut beschäftigt ist. Diese Handlung könnte auch als ein nonverbaler Ausdruck seiner Macht beziehungsweise seines Handlungsspielraums verstanden werden, eine Beziehung in der Hand zu haben, die er fallen lassen, bewegen und/oder hoch heben kann. Der Wunsch nach Speed ist eine Verbalisierung seiner regressiven und omnipotenten Tendenz, sich in eine künstlich ungetrennte, nicht ambivalente Beziehung zu begeben, der er aber nicht folgt.

Rahmenerzählung: Lebensgeschichte

Wie in den Vignetten aus den Psychoanalysen wird auch hier die Lebensgeschichte nicht systematisch verfolgt und mit neuen Einsichten in Verbindung gebracht. An bestimmten Äußerungen wird bemerkbar, dass sie im Hintergrund mitläuft und als Bezugspunkt dient.

In diesem Abschnitt ist es die Beziehung zum Vater, die eine Revision und Erweiterung erfährt, die sich auch auf die Rolle der Mutter in dieser Geschichte auswirkt. Der veränderte Vater kann ein Gegengewicht zur übermächtigen Mutter werden. Die bisher primär negative, von Wut und Hass geprägte Beziehung zum Vater wird durch liebevolle Gefühle angereichert. Damit eröffnet sich die Möglichkeit, den Vater differenzierter zu sehen: als einen der ihn schlug, aber auch liebte und umgekehrt, den er hasst und auch liebt. Der Patient erfährt in dieser Stunde, dass er in einem gewissen Ausmaß Herr über seine Geschichte ist, dass es auch an ihm liegt, wie er die wichtigen Personen in seiner Lebensgeschichte sieht und dass gegenüber der bisherigen Geschichte neue Sichtweisen entstehen können.

Psychoanalytische Kurztherapie

Viele Patienten suchen psychotherapeutische Hilfe in Lebenskrisen. Dies kann der Anlass für die Untersuchung und Aufarbeitung der gesamten Lebensgeschichte sein und in eine Langzeittherapie münden. Es kann aber auch die Lebenskrise als Teil der Lebensgeschichte zum zentralen Thema einer zeitlich begrenzten Therapie werden. Die zeitliche Begrenzung dieser Therapien ergibt sich aus der Aktualität und dem inhärenten Zerfallsprozess des Problems, etwa einer Ehekrise, einer drohenden Entlassung, der Folgen einer Krankheit, eines Erziehungsproblems, des Studienabschlusses, des Verlassens des Elternhauses und Ähnlichem. Die Probleme können nicht aufgeschoben oder in die (Lebens-) Länge gezogen werden und müssen jetzt bewältigt werden.

Der Kurzzeitrahmen für die Therapie in einer solchen Situation erscheint den Patienten und Patientinnen »natürlich«, denn er entspricht der allgemeinen Lebenserfahrung. Häufig ergibt sich aus dieser Situation eine Therapie mit insgesamt zehn bis 20 Stunden bei einer Stunde pro Woche. Diese zeitliche Begrenzung betont von Anfang an die aktive Position der Patienten und Patientinnen in deren schwieriger Lage und kommt damit der Subjektivierungstendenz in psychoanalytischen Therapien entgegen. In der psychoanalytischen Therapie steht die Rückgewinnung der Handlungs- und Entscheidungsfähigkeit im Vordergrund und nicht so sehr das Durchstehen der Krise und damit die psychische Unterstützung und Haltefunktion. Die Patienten und Patientinnen sollen soweit wie möglich wieder Subjekte ihrer Geschichte werden und weniger Objekte der Geschehnisse bleiben.

Dabei ist zu bedenken, dass die subjektiven, die Bewältigung behindernden Beweggründe und nicht die objektiven, äußeren Gegebenheiten als Begründung für die schwierige Situation gelten, auch wenn die objektiven Ursachen als Begründung angesichts ihrer Bedeutung in diesen Situationen naheliegen mögen. Analytiker und Analytikerinnen kämmen das Fell in diesen Situationen gegen den Strich der naheliegenden Begründung, dass die

Situation für den Patienten, die Patientin aufgrund der äußeren objektiven Ereignisse so schwierig geworden sei. Sie interessieren sich weniger dafür, dass ein bestimmtes Problem aufgetreten ist, sondern was der Patient, die Patientin daraus macht und wie er oder sie damit umgeht.

Hier zeigt sich der methodische Unterschied zu Beratungsangeboten oder stützenden Therapien, die in solchen Lebenssituationen auch angeboten werden. Es geht nicht primär darum, dem Patienten, der Patientin Anteilnahme entgegenzubringen und ihm oder ihr aufgrund allgemeiner Kenntnisse bewährte Ratschläge für die Bewältigung der Situation anzubieten, sondern wie in jeder psychoanalytischen Therapie darum, die Motivlücken in der therapeutischen Szene zu schließen und mit der aktuellen schwierigen Situation in Verbindung zu bringen. Die Besonderheit dieser Therapie liegt nicht in einer Abänderung oder Begrenzung der Methode, sondern in der Wahl der Rahmenerzählung, schwierige aktuelle Lebenssituation, mit der die verstandenen und neuen Szenen in Verbindung gebracht werden.

Klinische Begründung für dieses Verfahren

Es ist anzunehmen, dass die Betroffenen aufgrund unbewusster Bedeutungskomplexe, die mit der aktuellen schwierigen Lebenssituation verbunden sind, nicht mehr in der Lage sind, das Problem so zu bewältigen wie andere Probleme in ihrem Leben.

> Die psychogenetisch bedingten, psychodynamisch wirksamen unbewussten Konflikte einer Person können durch aktuelle Umstände (…) aktualisiert werden und die sonst vorhandene Entscheidungsfähigkeit blockieren, weil sie der aktuellen Situation einen Sinn verleihen, den das Ich (…) nicht tolerieren kann und es deshalb handlungsunfähig machen« (Laimböck 1993, S. 40).

Die Bewusstmachung des Konflikts stärkt die Ich-Instanz, entlässt die Patienten und Patientinnen aus ihrer Ohnmacht und erlaubt ihnen somit, die Situation zu gestalten.

Günstig ist, wenn diese Einsicht im Rahmen einer psychoanalytischen Beziehung gemacht wird, weil sie dadurch eine emotionale Erlebnisqualität erlangt. Vogt definiert das Ziel psychoanalytischer Beratung, wie diese

Therapieform in dem von Argelander (1980) initiierten Beratungsprojekt genannt wurde, folgendermaßen:

> Einsicht im beratungsspezifischen Sinn vermittelt dem Ratsuchenden über seine Beziehung zum Berater Zugang zur unbewussten Bedeutung, zur psychogenetischen Determiniertheit und zu der damit verbundenen emotionalen Erlebnisintensität der aktuellen schwierigen Lebenssituation und der entsprechenden Unfähigkeit des Ratsuchenden, diese Lage konstruktiv zu bewältigen. Es besteht die Erwartung, dass diese Form der Einsicht den Ratsuchenden zur konstruktiven Bewältigung der aktuellen schwierigen Lebenssituation befähigen kann. (Vogt 1980, S. 50)

Formulierung der aktuell schwierigen Lebenssituation

Auch wenn die aktuell schwierige Lebenssituation den Patienten und Patientinnen bewusst ist, erfordert ihre Formulierung doch eine mehr oder weniger strukturierende Vorarbeit. Manchmal ergibt sich diese zwar aus dem von Patienten und Patientinnen im Erstgespräch vorgetragenen Problemen, in anderen Fällen aber ist eine Umformulierung in Richtung einer aktiven Position des Patienten, der Patientin erforderlich. Ein Beispiel für den letzteren Fall aus einer Eingangsszene:

Eine junge Frau kommt in die psychoanalytische Praxis wegen einer ärztlichen Zuweisung aufgrund eines wiederkehrenden Hautausschlags. Der Ausschlag würde nach bestimmten Ereignissen so stark, dass sie sich immer wieder in ärztliche Behandlung begeben müsse. Ein behandelnder Arzt meinte, dass dieser Ausschlag psychisch bedingt sei, und habe die Patientin deshalb zur Psychoanalytikerin überwiesen. Die junge Frau sitzt mit verschränkten Armen mürrisch auf ihrem Stuhl und bringt diese Information widerwillig hervor. Die Analytikerin spürt die innere Spannung der Patientin zwischen Weigerung und Unterwerfung. Die Patientin ist, so scheint es der Zuhörerin, von der Meinung des Arztes nicht überzeugt, ja im Widerspruch dazu und dennoch kam sie zur Analytikerin. Fühlt sie sich vom Arzt weg und zur Analytikerin geschickt oder nicht ernst genommen? Sind Frauen und nicht Männer für psychische Probleme zuständig? Diese und andere Gedanken gehen der Analytikerin durch den Kopf. Vorsichtig spricht sie ihren Eindruck an, dass die Patientin nicht der

Meinung des Arztes zu sein scheint, dennoch gekommen sei, und sie fragt, ob sie sich vielleicht erst eine eigene Meinung bilden will.

Entgegen der hier vorgestellten psychoanalytischen Kurztherapie könnte man das Symptom der Patientin auch als das zu behandelnde Problem interpretieren und dessen unbewusste Bedeutung herausarbeiten, wie dies der überweisende Arzt wohl für sinnvoll erachtete. Damit würde aber dem psychoanalytischen Prinzip, Sinnlücken in Szenen zu analysieren, Subjekte und nicht Symptome ins Zentrum zu stellen, zuwidergehandelt.

Die Lücke in dieser kurzen Vignette ist die unbeantwortete Frage, warum die Patientin trotz inneren Widerstandes zum Erstgespräch kam. Deshalb wurde das schwierige Lebensproblem in diesem Fall folgendermaßen formuliert: Die Patientin muss sich entscheiden, ihren Hautausschlag weiterhin als rein körperliches oder als psychisches Problem zu verstehen. Diese Formulierung entspricht ihrer aktuell bewussten Lage, in die sie durch den Rat des Arztes geraten war: Sie ist von der Ansicht des Arztes nicht überzeugt, vertraut ihm aber und muss sich deshalb mit dieser Frage auseinandersetzen.

Das Beispiel zeigt, dass die Formulierung des schwierigen Lebensproblems zur Aufgabe der Analytikerin, des Analytikers wird, wenn, wie hier, die Patientin so von der vorgefertigten Problemdarstellung eingenommen ist, dass sie keine andere erkennen kann. Die neue Formulierung war der bewussten Wahrnehmung des Problems der Patientin sehr nahe, daher konnte sie einer Therapie zustimmen und empfand diese sogar als Erleichterung. Die Formulierung erfasste das bewusste aktuelle Problem, anstatt bereits dessen Lösung zu fordern.

Diese strukturierende Vorarbeit des Analytikers, der Analytikerin ist besonders in Fällen nötig, in denen die Patienten und Patientinnen wegen Problemen mit Anderen, Partnern, Kindern etc. kommen. Der Anlass, den Analytiker, die Analytikerin aufzusuchen, liegt außerhalb ihrer Person, und sie empfinden sich nicht behandlungsbedürftig. Im Gespräch wird aber oft ihre Beteiligung am szenischen Gefüge, etwa der Familie, deutlich. Es kommt darauf an, die Patienten und Patientinnen zu motivieren, sich für ihre eigene Rolle in diesem Gefüge zu interessieren. Die folgende Eingangsszene erläutert diese Situation und den Umgang damit:

Obwohl Frau Z. um einen Termin für sich angesucht hatte, sprach sie nur von ihrem 16-jährigen Sohn, der plötzlich widerspenstig und unvernünftig geworden sei. Er unternehme riskante Dinge, die sogar seine schulische Laufbahn gefährdeten. Die Mutter ist alleinerziehend und begreift sich selbst als aufgeklärt und emanzipiert. Ihr Sohn sei bisher sehr selbständig, selbstbewusst und vernünftig gewesen, sie habe mit ihm reden und diskutieren können, und er sei Argumenten zugänglich gewesen. Jetzt scheint er verzweifelt und mit triebhaftem Eifer bemüht zu sein, Zusammenstöße mit der Mutter zu provozieren. Er hielte sich nicht mehr an Abmachungen, rauche wie ein Schornstein (er war bisher erklärter Nichtraucher), wolle in eine Wohngemeinschaft ziehen, bliebe, ohne die Mutter zu informieren, nächtelang weg und schwänze die Schule. Sie selbst sei fix und fertig und am Ende ihrer Geduld, überlege, ihn seinem Tun zu überlassen, abzuschreiben und ihn aus der Wohnung zu werfen. Sie denke sogar daran, die Erziehungsgewalt an das Jugendamt abzugeben, ihn in ein Heim zu stecken oder ihn nachts von der Polizei suchen zu lassen. Manchmal wundere sie sich über sich selbst und erkenne sich kaum wieder. Der Anlass, die Analytikerin aufzusuchen, seien eine erneute Eskapade des Sohns und ihre innere Unruhe und Entschlusslosigkeit. Sie meint, eigentlich müsse ihr Sohn hier sitzen, aber der weigere sich hartnäckig, in seinem Verhalten ein Problem zu sehen.

Wie im vorherigen Beispiel ist das innere Widerstreben, sich in eine Behandlung zu begeben, deutlich spürbar. Obwohl Frau Z. anerkennt, dass etwas mit ihr nicht stimmt, sie sich nicht wiedererkennt, findet sie doch auch, dass mit ihrem Sohn etwas nicht stimmt und er eigentlich in Psychotherapie gehen müsste. Passend zu diesem Zwiespalt wurde die schwierige Lebenssituation so formuliert: Frau Z. befindet sich in einer unerträglichen Beziehung zu ihrem Sohn. Sie muss etwas ändern und schwankt zwischen ihrem Impuls, autoritäre, drakonische Maßnahmen einzuleiten und ihn aus der Wohnung zu werfen oder einem noch unbekannten Weg, der ihren bewussten Vorstellungen von toleranter Erziehung besser entspricht. Diese Formulierung erlaubte es Frau Z., trotz ihres Wunsches, der Sohn möge einbestellt und zur Raison gebracht werden, den Vorschlag für eine 10-stündige Behandlung anzunehmen.[14]

---

14 Im Unterschied zum Konzept Argelanders und seiner Mitarbeiter und Mitarbeiterinnen einer psychoanalytischen Beratung, in dem an dieser Stelle die unbewusste

Die als aktuelles Lebensproblem formulierte Situation der Patienten und Patientinnen dient in den folgenden psychoanalytischen Therapien als Rahmenerzählung, mit der die verstandenen szenischen Rätsel in Verbindung gebracht werden. Die unvollständige Kurzerzählung – z. B. über die schwankende Frau Z. oder die widerständige und doch gefügige Frau H. – wird dadurch ausgeschmückt, vervollständigt und enthaltene Lücken nachvollziehbar geschlossen. Die folgende Darstellung zweier psychoanalytischer Kurztherapien veranschaulicht das Verstehen von Szenen in diesem Rahmen.

Beispiel (4)

Diese Behandlung wurde von Kolleginnen im Rahmen einer Arbeitsgruppe zur psychoanalytischen Methode in verschiedenen Settings diskutiert. Die Überlegungen dieser Gruppe werden in der folgenden Falldarstellung angeführt.

Herr A.
Ein Mann mittleren Alters ist wegen eines Burnout-Syndroms und derzeitiger Arbeitsunfähigkeit angemeldet. Er fühlt sich gemobbt und seine Verzweiflung führt zu Suizidgedanken.

Bedeutung der aktuell schwierigen Lebenssituation zu formulieren wäre, verzichte ich auf diese Vorarbeit. Obwohl die unbewusste Bedeutung der Lebenssituation in der Alltagssprache bereits beziehungsrelevant formuliert ist und sich deshalb ohne aufwändige Übersetzungsarbeit auf aktuelle Beziehungen in und außerhalb der psychoanalytischen Szene anlegen lässt, legt sie Analytiker, Analytikerin und Patient, Patientin recht früh fest und erlaubt die am psychoanalytischen Drama orientierte allmähliche Entfaltung der neuen, überraschenden Wendungen und Szenen nicht oder nur mit Einschränkung. Der Analytiker, die Analytikerin erscheint dem Patienten, der Patientin in seinem Wissen über die noch nicht verstandenen Hintergründe weit voraus und gerät dadurch in Gefahr, »wirkliche« Irritationen zu vermeiden oder gar nicht erst aufkommen zu lassen. Damit verliert die Therapie das entscheidende Veränderungspotential, das sich, wie beschrieben, im sogenannten Windschatten des methodischen Vorgehens abspielt. Deshalb schlage ich vor, auf die Formulierung der unbewussten Bedeutung der schwierigen Lebenssituation zu verzichten und sich ohne »Netz und doppelten Boden« dem Geschehen im psychoanalytischen Rahmen zu überlassen.

Ein großer, drahtiger, aufrecht gehender Mann mit grauen, aber flotten kurzen Haaren, verkrampften Gesichtszügen und einem erschreckten Ausdruck kommt zur Therapie. Er kann zunächst – wie unter starkem Druck – schwer sprechen. Ich kann nicht erkennen, ob er weinen könnte oder wütend ist, und merke dies an. Er sei wütend, arbeite seit 30 Jahren bei einer Firma in der Verwaltung, fahre jeden Tag eine Stunde zur Arbeit und vor ca. vier Jahren seien mehrere neue Mitarbeiter in seiner Abteilung eingestellt worden. Die Neuen und ein älterer Kollege schlössen sich gegen ihn zusammen, er werde zunehmend ausgegrenzt und das Gespräch verstumme, wenn er den Raum betritt. Er sei ein guter Ausbilder, habe oft Praktikanten und Lehrlinge, mit denen er unter anderem sehr effektiv laufende Programme ausgearbeitet habe. Bisher habe er immer seine Arbeit sehr gut erledigt. Das Mobbing und seine Leistungen würden vom Chef nicht erkannt beziehungsweise anerkannt, und er fühle sich im Stich gelassen. Deshalb wolle er versuchen, ein Gespräch mit dem Chef zu initiieren, in dem er seine Sicht darstellen könne. Aber das Sprechen sei wegen des Drucks sehr schwer, wie ich am Anfang des Gesprächs hier selbst bemerken konnte.

Er fresse alles in sich hinein; sei er zu Hause bei Frau und Kindern – er hat einen Sohn und eine jüngere Tochter –, sei er cholerisch und explodiere manchmal. Zurzeit sei er aber so erschöpft, dass er von seiner Frau angetrieben werden müsse, vor allem morgens.

Er spricht von seiner Kindheit. Er wuchs tagsüber bei Pflegeeltern auf und wurde abends von der Mutter abgeholt. Als er noch sehr klein war, hatte sein Vater seine Mutter verlassen. Weil die Mutter so um ihn besorgt gewesen war, habe er bei den Pflegeeltern nichts tun, nichts anfassen dürfen, damit er ja keine Kratzer bekomme. Er habe auch nichts von dem handwerklich begabten Pflegevater lernen dürfen. Noch heute lehne er alle handwerklichen Tätigkeiten ab. Mit dem Pflegevater kam es zum Bruch: Als der Pflegevater mit ihm alleine war, verlangte dieser von ihm, etwas zu essen, das er nicht mochte. In dieser eskalierenden Situation rief er seine Mutter an, und sie holte ihn sofort ab. Nun durfte er nachmittags zu Hause bleiben, war dann viel alleine, saß nachmittags in der sehr kleinen Wohnung und schaute auf den Hof, wo die anderen Kinder spielten, vermied es aber, zu ihnen zu gehen. Er glaubt, weil er es im Hof nicht gelernt habe, könne er mit Konflikten nicht umgehen.

Am Ende dieser Stunde kläre ich ihn über die Therapiemöglichkeiten auf. Eine längere Therapie will ich ihm nicht vorenthalten, empfehle aber eine

Kurztherapie mit Konzentration auf seine aktuell problematische Situation und deren Lösung und informiere ihn über die Kosten einer Therapiestunde und den Rahmen in beiden Settings. Er will darüber nachdenken.

Ich fand diese Stunde kurzweilig, hatte bereits Vorstellungen, wie es in ihm aussehen könnte, und erkannte hinter dem verschreckten und verkrampften Verhalten einen attraktiven Mann.

Die aktuell schwierige Lebenssituation wurde folgendermaßen formuliert: Durch Veränderungen an seiner Arbeitsstelle müsste sich der Patient aktiv zeigen, sich einbringen und seinen Platz verteidigen. Bisher ließ er sich eher ziehen, tat, was man verlangte, oder war nur am Rande des eigentlichen Geschehens mit Praktikanten aktiv.

Überlegungen in der Kolleginnengruppe vor Beginn der Therapie: Er ist ein behütetes und besonderes Kind für die Mutter. Als solches darf er keine Kratzer bekommen, und das würde geschehen, wenn er sich zeigen und aktiv würde. Sein innerer Konflikt zeigt sich an zwei widersprüchlichen Seiten: der aktiven männlichen Seite, die sich aggressiv-cholerisch, unter Druck stehend zeigt, und der anderen, passiven, anspruchsvollen, die von ihm verlangt, sich zu schonen und zu schützen und zu einer depressiven Reaktion führt. Die im Burnout dargestellte Überforderung als Folge des inneren Konflikts konnte bis zur Veränderung der beruflichen Situation in einem Gleichgewicht gehalten werden: Er war am Rande aktiv mit den Praktikanten, betrieb auch – über die Arbeitsstelle initiiert – viel Sport mit Leistungsmessungen und Anerkennung. Im Zentrum, bei der Arbeit selbst, tat er, was verlangt war, trat nicht besonders hervor und vermied Konflikte.

In den nächsten Stunden ist er, anders als in der ersten Sitzung, sehr verschlossen, spricht stockend und erzählt nichts, das zu Phantasien Anlass geben könnte. Er habe mit seiner Frau gesprochen, er könne sich nur zehn Stunden leisten, der Sohn ginge vor, der wolle studieren und der Sohn sei wichtiger als er selbst. Ich fühle mich in dieser Stunde schuldig, weil ich ihm so viel Geld abnehme, wie wenn ich ihm etwas aus der Tasche ziehen würde, ohne etwas zu geben; ich empfinde mich hölzern, kann mich nicht einfühlen, ihm nichts bieten. Es wirkt etwas hoffnungslos.

Er sagt, sein Blutdruck schwanke. Er habe gestern, weil er sich nicht aufraffen konnte rauszugehen, einen Rückschlag gehabt. Morgen muss er zum

Amtsarzt, das mache ihm Druck. Wenn er danach nicht ganz niedergeschlagen sei, ginge er nächste Woche zum Chef, und er habe Angst, beim Chef zu explodieren.

Ich sage: »Wenn Sie sich in die Enge getrieben fühlen, explodieren sie. Wie bei der Szene mit dem Pflegevater, dort wurden Sie aber rechtzeitig von der Mutter gerettet.« Er stimmt zu und sagt, dass er jetzt aber alleine sei und etwas sagen müsse.

Im Nachhinein kam es mir so vor, als sei ich mit ihm in eine Szene gekommen, die derjenigen mit den Pflegeeltern ähnelt: Ich bekomme Geld wie diese, darf aber auf keinen Fall mit dem Material spielen oder werken. Der wertvolle und anspruchsvolle Sohn im Hintergrund bekommt von der Mutter/Ehefrau alles und für dcn Vater bleibt nur wenig. Vielleicht bekomme ich deshalb Schuldgefühle, ihm so viel Geld abzunehmen. So kurz gehalten und ohne Einfluss erleidet er einen Rückschlag, seine Tatkraft ist geschwächt; er und sein Blutdruck schwanken, ob er explodieren oder sich unterwerfen soll. Er wechselt irgendwie von seiner Familie in die Arbeitswelt und damit zu Männern mit Autorität, die hierarchisch über ihm stehen: der Amtsarzt und der Chef. Ich verstehe diesen Wechsel nicht, denn das Explodieren erscheint mir im Zusammenhang mit der Familie viel plausibler: Dort bekommt er keinen Spielraum, muss sich einschränken und hat nichts zu sagen. Aber im Zusammenhang mit der Männerwelt kann darüber gesprochen werden. Ist es dort weniger gefährlich, das Tabu weniger strikt? Ich weiß es noch nicht, mache aber diese Wendung mit; und auch mir fällt dort, in diesem Zusammenhang, etwas ein: eine Verbindung der Szene mit dem Pflegevater mit der zukünftigen Begegnung mit dem Chef. Auch ihm fällt es leicht, diesen Zusammenhang zu denken und sogleich den Unterschied zwischen beiden Situationen zu thematisieren: die Mutter wird ihn hier nicht retten, er muss etwas sagen.

Als habe diese Erkenntnis, dass er jetzt ohne die Mutter lebt und sie ihn nicht retten, aber zugleich auch keine Ansprüche mehr auf ihn erheben kann, ihn verändert, gestaltet sich die nächste, vierte Sitzung so:

Er trägt ein enges schwarzes Sportshirt mit rotem Muster, das seine breiten Schultern betont, und Jeans, die die männliche Figur unterstreichen. Das Erschreckte und Desorientierte in seinem Gesicht ist nur ganz kurz zu bemerken. Er schaut mich fast herausfordernd selbstsicher an und spricht von seinem

Arztbesuch. Der war ok, alles gut gegangen, er brauche nur noch eine Bescheinigung. Er sagt nicht, warum er Angst vor dem Amtsarzt hat, ich glaube aber zu verstehen, dass dies mit dem Widerspruch zusammenhängt, viel Sport zu betreiben und zugleich krank zu sein. Er hält den Sport zwar für gesundheitsfördernd und auch wirksam gegen die Depression, fürchtet aber doch, als nicht krank kritisiert zu werden.

Er kommt auf das Gespräch mit dem Chef zu sprechen, das er jetzt in die Wege leiten will, und schildert seine Schwierigkeiten an der Dienststelle nochmals ausführlicher: Wenn ein Mitarbeiter zum Beispiel Urlaub machen wollte, habe er immer zugestimmt und ihn vertreten; wenn er eine unangenehme Aufgabe bekam, erledigte er sie ohne Klagen. Dass die Neuen sich wehren und manches nicht machen, habe ihn geärgert und ihn mit sich und den Kollegen in Konflikt gebracht, wenn er die Arbeit übernahm. Die hätten zum Teil eine andere Arbeitsauffassung und ihn immer mehr ausgegrenzt.

Ich sage: »Wenn ich Ihnen so zuhöre, dann kommt es mir vor, als seien Sie durch die Veränderungen im Büro in diesen Hof geraten, wo es Kämpfe, Rangeleien und auch Aufbegehren gab. Und wie sie ja erzählt haben, waren Sie darauf nicht vorbereitet. Wie damals haben Sie sich jetzt auch zurückgezogen.« Er greift das ganz lebendig auf, er wolle kein runder Tisch mehr sein und zeigt dabei auf meinen runden Glastisch zwischen uns, sondern eckig. »Dann bekommen Sie auch mal eine Schramme ab oder fügen eine zu.« »Ja«, sagt er, »ich will auch was spüren, nicht, dass alles nur so streift.« Ich sage: »Das klingt jetzt für Sie vielleicht komisch, aber dann müssen Sie sich mit Ihrer Mutter anlegen, die sie vor allem beschützen wollte.«

Die Mutter sei tot, aber mit seiner Frau müsse er reden. Er, aber vor allem seine Frau, würden dem Sohn alles vorschreiben, damit ihm nichts passiere, die Tochter sei noch zu klein. Ich bringe ein, wie ich mir vorstelle, dass er selbst auch ein ganz besonderer Sohn für die Mutter gewesen war. Ja, das stimme. Als Beispiel für seine Verwöhntheit bringt er ein, wie er sich noch als 17-Jähriger von der Mutter bedienen ließ, und schüttelt den Kopf über sich selbst. Nur mit dem Fahrrad ist er einmal zu einer Verwandten ausgerückt, allerdings mit einem Freund, dem die Mutter vertraute. Er und habe sich also auch dabei nicht wirklich über ein mütterliches Verbot hinweggesetzt.

Ich sage: »Es steht also noch aus.« Als etwa ein Regal bei der Mutter montiert werden sollte, sagte die Mutter, »lass das den Freund machen«, und er gab tatsächlich die Bohrmaschine ab. Ich sage: »Bequem, aber sicher auch kränkend.« Ja, das habe sich nicht gut angefühlt. Er überlegt, in einer anderen Abteilung zu arbeiten. Ich sage: »Also als Neuer auf dem Hof. Das ist ein Chance, es jetzt anders zu machen.« Ja, das wolle er. Er nehme aber den Betriebsrat mit zum Gespräch mit dem Chef, damit der aufpasst, dass er nicht explodiert oder gar nichts sagt.

5. Stunde

Er habe die Stunde letzte Woche vermisst – es war Feiertag –, denn nach den Stunden fühle er sich kräftiger. Er habe auch um einen Termin beim Chef angesucht, aber noch keine Antwort erhalten. Wenn er Entscheidungen treffen müsse, »falle er auch wieder zurück«. Zum Beispiel brauche der Sohn ein größeres Zimmer und daher soll die Wohnung verändert werden. Ich denke an die Bemerkung, der Sohn ginge vor. Überlässt er ihm jetzt mehr Raum und weicht selbst aus? Dann erzählt er, wie er aktiver werde, zum Beispiel die Küche renoviere. In seiner Aufregung habe er sich am Türrahmen gestoßen und blaue Flecke bekommen. Er mache jetzt überhaupt mehr im Haushalt und wolle sich nicht wie ein Sohn bedienen lassen. Er glaubt, er fühle sich zu schnell angegriffen, wodurch er auch die Sache bei der Arbeit aufgeschaukelt habe. Dies alles habe mit der Erkenntnis in der letzten Stunde zu tun, dass seine Mutter ihn von allem abgehalten habe.

Ich bin die ganze Stunde beeindruckt von seinen Fortschritten und Erkenntnissen, fühle mich trotzdem gehemmt, und es will mir nichts rechtes einfallen. Der Patient hat die Führung und Aktivität übernommen.

6. Stunde

Wieder ist er sehr sportlich gekleidet und die Mimik ist entspannt.

Er versuche, mehr von selber anzufassen, nicht so passiv zu sein. Aber er sei noch so wackelig, wie wenn er auf einem Bein humpele oder über eine Hängebrücke ginge. Die Stunden würden ihm zwar helfen, aber trotzdem fühle er sich wackelig. Ich frage nach seinem Vater. Den habe er selten und dann nur passiv sitzend erlebt. Er hätte zum Beispiel gerne Fußball gespielt und dafür einen Schubs gebraucht. Bei dem Gespräch mit dem Chef will er die Anerkennung seiner Leistung und eine neue Arbeitsstelle erreichen.

Ich frage nach seinen Wünschen und erfahre, dass er eine kreative und organisierende Seite hat. Früher habe er für den kleinen Sohn und dessen Freunde Spielnachmittage veranstaltet, Ausflüge organisiert, Radtouren un-

ternommen und ähnliches. Das könne er sehr gut. Ich sage, dass es da ja noch ein zweites Bein gäbe neben dem der üblichen Verwaltungsarbeit. Da wird er ganz lebendig und erzählt noch von anderen Anlässen, die er organisiert hat. Die Stunden seien hier wie im Krankenhaus eine Infusion: Er habe nachher mehr Energie, es täte sich was auf, ein Blick aus dem Tunnel hinaus. Nach dem Gespräch mit dem Chef werde man ja sehen, ob er eine Infusion brauche oder nicht.

In der Gruppendiskussion nach dieser Sitzung entstehen folgende Überlegungen: Das Thema Kratzer-Bekommen beginnt, wenn in der Mutter-Sohn-Einheit Neue, Dritte auftauchen. In der dann nötigen Auseinandersetzung könnte er, aber vor allem diese Einheit, Kratzer bekommen; deshalb erlaubt die Mutter eine solche Konfrontation nicht. Seine eigene Zwiespältigkeit zwischen einer männlich, sportlichen, selbstsicheren und einer verletzbaren, schwachen, ja kranken Seite führt zudem zur Angst vor dieser Auseinandersetzung und dabei scheint nicht ganz sicher, ob er mehr Angst hat, gesund und kräftig zu sein oder krank und schwach. Jedenfalls hat er Angst, mit seiner Aggression übers Ziel hinauszuschießen und zerstörerisch zu wirken. Deshalb vermeidet er Konflikte, gibt alles an den Sohn oder die jeweiligen anderen Männer ab und setzt sich nicht durch, bis er schließlich alle männliche Energie verloren und kein Feuer mehr hat, ein Burnout im wahrsten Sinn des Wortes.

In der Metaszene erscheint es uns, als ginge er mit der Analytikerin fremd. Vielleicht ist sie die Verwandte, zu der er radelt, was ihm die Mutter/Ehefrau für kurze Zeit erlaubt hat. Dort erlebt er sich anders als bei der Mutter, männlich, aktiv und weniger gefährdet. Die Mutter sieht ihn vorwiegend wertvoll, aber gefährdet und beschützt und bedient ihn. Diese erregende und anregende Begegnung mit der »Cousine« wirkt wie eine Infusion und uns fällt auf, dass in diesem Bild wieder die passive Haltung betont wird.

7. Stunde

Er habe das Gespräch mit dem Chef alleine, ohne Unterstützung durch einen Kollegen gemeistert. Ich denke: also ohne den Freund mit dem Bohrer. Er sei ruhig gewesen, habe seine Sicht und Anliegen vorbringen können und hinterher war er zuerst in einem Hochgefühl, dem aber ein Tief folgte. Um dieses Tief zu erläutern, greift er zu folgendem Bild: Er habe den Gipfel erklommen und sehe von dort aus, dass noch viele weitere Bergzüge vor ihm liegen. In der

Nacht konnte er nicht schlafen, hatte Schüttelfrost und schweißnasse Hände.

Ich sage: »Sie hatten Angst, vor dem, was vor ihnen liegt«, und er meint, das könne sein. Er berichtet eine Episode, in der er sich auch als besonnen, nicht konfliktscheu und vor allem redend gezeigt hat. Er konnte die Situation deeskalieren. Über seine Beherrschung und seinen Einsatz ist er stolz.

In der folgenden – und letzten – Stunde geht es weiter auch um die Angst, die Einsicht und Traurigkeit, dass noch viel vor ihm liegt und nicht alles mit diesem Gipfel erledigt ist. Das sei eben kein Wunder, er sei im Hof ungeübt und oft unsicher, wann es sinnvoll ist, zu kämpfen und Kratzer zu riskieren, oder wann er nachgeben und Platz machen müsse. Besonders wichtig findet er das Reden.

Der Höhepunkt und kritische Wendepunkt in dieser Therapie ist die vierte Stunde. Die Beziehung zwischen Patient und Analytikerin spitzt sich zu einer produktiven Anziehung hin zu, die die männlichen Seiten des Patienten hervorbringt, beflügelt und ihn seine passive Haltung vergessen lässt. »Er will etwas spüren.« Auch wenn er sich diesen Vorgang schließlich als »Infusion in einem Krankenhaus vorstellt«, in dem er wieder passiv und der Vorgang als Krankenbehandlung akzeptabel ist, reicht diese Belebung aus, sich dem Chef gewachsen zu fühlen. Der Aufstieg auf den Gipfel als Höhepunkt löst auch Angst aus, und er erkennt, dass er noch viele Höhepunkte und damit auch Anstrengungen vor sich hat. Damit akzeptiert er seine Begrenzung als Mensch und Mann und wendet sich gegen die Vorstellung der Mutter, er sei ein wertvoller, bei Schonung ewig verbleibender Besitz. Denkbar ist, dass nun der Weg zu einem »Vater« offen ist und er sich mit den den Vater repräsentierenden Männern auseinandersetzen und von ihnen lernen kann.[15]

Methode

Zur Untersuchung des Methodischen in dieser Kurztherapie ziehe ich nochmals die vierte, weil zentrale Stunde heran: Wenn ich dabei verfolge, wo und

15 Zwei weitere Beispiele auch im Zusammenspiel mit einer Supervisionsarbeit berichten Pfeffer / Argelander / Hemken (1980).

wie die Analytikerin in dieser Kurztherapie im Rahmen der von mir vorgestellten methodischen Vorgaben arbeitet, bedeutet das nicht, sie habe sich bewusst daran orientiert. Es geht vielmehr darum, die für die Psychoanalyse typische vorbewusste Orientierung, die sich wie eine unsichtbare Richtschnur durch die Szenen zieht, im Nachhinein aufzuspüren.

Er trägt ein enges schwarzes Sportshirt mit rotem Muster, das seine breiten Schultern betont, und Jeans, die die männliche Figur unterstreichen. Das Erschreckte und Desorientierte in seinem Gesicht ist nur ganz kurz zu bemerken. Er schaut mich fast herausfordernd selbstsicher an und spricht von seinem Arztbesuch. Der war ok, alles gut gegangen, er brauche nur noch eine Bescheinigung. Er sagt nicht, warum er Angst vor dem Amtsarzt hat, ich glaube aber zu verstehen, dass dies mit dem Widerspruch zusammenhängt, viel Sport zu betreiben und zugleich krank zu sein. Er hält den Sport zwar für gesundheitsfördernd und auch wirksam gegen die Depression, fürchtet aber doch als nicht krank kritisiert zu werden.

Der Analytikerin fällt die besondere Erscheinung von Herrn A. auf, weil sie in einem Kontrast zu seinem sonst angespannten und ängstlichen Auftreten steht. Er selbst verstärkt diesen Widerspruch oder Kontrast zwischen dem selbstbewussten und dem passiven Teil seiner selbst, indem er sich als ängstlichen, angepassten und unterwürfigen Mann in der Arbeit ausführlicher beschreibt. Dies ist die aktuelle Lücke, die in einer Deutung zu schließen wäre. Als Frage formuliert, steht im Raum: Wie kommt es, dass Herr A. manchmal so passiv ängstlich und ein anderes Mal, wie heute, so selbstbewusst ist?

Ich sage: »Wenn ich Ihnen so zuhöre, dann kommt es mir vor, als seien Sie durch die Veränderungen im Büro in diesen Hof geraten, wo es Kämpfe, Rangeleien und Aufbegehren gab. Und wie sie ja erzählt haben, waren Sie darauf nicht vorbereitet. Wie damals haben Sie sich jetzt auch zurückgezogen.«

Mit dieser Bemerkung der Analytikerin wird eine mögliche Deutung vorbereitet. Sie greift die ängstliche und sich-zurückziehende, angepasste Seite von Herrn A. auf und stellt sie in einen anderen relevanten biographischen Kontext, mit der Szene im Hof.

Er greift das ganz lebendig auf, er wolle kein runder Tisch mehr sein, und zeigt dabei auf meinen runden Glastisch zwischen uns, sondern eckig. »Dann bekommen Sie auch mal eine Schramme ab oder fügen eine zu.« »Ja«, sagt er, »ich will auch was spüren, nicht, dass alles nur so streift.«

Die Bemerkung mit dem Hof macht die Sache für Herrn A. offenbar lebendig, er greift das auf und gibt selbst eine Deutung für den Widerspruch: Er wolle nicht mehr rund sein, sondern eckig. Deshalb tritt er wohl heute auch hier anders auf. Dass er sich mit einem Gegenstand aus dem Behandlungszimmer vergleicht, kann als deutlicher Hinweis daraufhin verstanden werden, dass er in **dieser** Beziehung nicht mehr der runde, passive, an dem alles nur streift, sein will. Er fügt noch ein weiteres Motiv hinzu, warum er nicht mehr rund auftritt: Er will etwas spüren.

Ich sage: »Das klingt jetzt für Sie vielleicht komisch, aber dann müssen Sie sich mit Ihrer Mutter anlegen, die sie vor allem beschützen wollte.« Die Mutter sei tot, aber mit seiner Frau müsse er reden. Er, aber vor allem seine Frau, würden dem Sohn alles vorschreiben, damit ihm nichts passiere, die Tochter sei noch zu klein. Ich bringe ein, wie ich mir vorstelle, dass er selbst auch ein ganz besonderer Sohn für die Mutter gewesen war. Ja, das stimme. Als Beispiel für seine Verwöhntheit bringt er ein, wie er sich noch als 17-Jähriger von der Mutter bedienen ließ, und schüttelt den Kopf über sich selbst. Nur mit dem Fahrrad ist er einmal zu einer Verwandten ausgerückt, allerdings mit einem Freund, dem die Mutter vertraute. Er habe sich also auch dabei nicht wirklich über ein mütterliches Verbot hinweggesetzt. Ich sage: »Es steht also noch aus.« Als etwa ein Regal bei der Mutter montiert werden sollte, sagte die Mutter: »Lass das den Freund machen«, und er gab tatsächlich die Bohrmaschine ab. Ich sage: »Bequem, aber sicher auch kränkend.« Ja, das habe sich nicht gut angefühlt. Er überlegt in einer anderen Abteilung zu arbeiten. Ich sage: »Also als Neuer auf dem Hof. Das ist ein Chance, es jetzt anders zu machen.« Ja, das wolle er. Er nehme aber den Betriebsrat mit zum Gespräch mit dem Chef, damit der aufpasst, dass er nicht explodiert oder gar nichts sagt.

Die nächste Bemerkung der Analytikerin leitet sie mit »das mag Ihnen vielleicht komisch vorkommen« ein. Damit antizipiert sie, dass sie nun etwas einführen wird, das in der jetzigen Szene nicht präsent oder thematisiert ist, nämlich die Mutter und deren Bedeutung in diesem Zusammenhang. Sie greift dabei auf frühere Erzählungen von Herrn A. zurück und verbindet sie mit seinem Vorsatz, jetzt aktiver zu sein. Hat Herr A. sein aktives Verhalten in dieser Stunde erklärt – er will eckig sein und etwas spüren –, so spricht die Analytikerin nun von seinem Motiv, passiv zu sein: Er wolle sich nicht mit der Mutter anlegen. Herr A. greift auch dieses auf, verschiebt aber die Szenerie in einen anderen aktuellen Kontext mit seiner Frau: Dort müsse er sich anlegen und durchsetzen, dass der Sohn (oder ein Sohn) Kratzer bekommen dürfe. Ganz in seinem heutigen Trend, aktiv sein zu wollen, ist er voller Willen, dies auch umzusetzen, und distanziert sich von dem passiven anspruchsvollen Sohn, der er einmal war. Das weitere Gespräch führt diesen passiven Sohn weiter aus, und ein weiteres Motiv kommt hinzu, die passive Position zu verlassen: Sie ist bequem, aber kränkend. Mit der letzten Bemerkung der Analytikerin: »Also als Neuer auf dem Hof. Das ist eine Chance, es jetzt anders zu machen«, wird das Geschehen wieder aus der aktuellen Szene mit der Analytikerin und der mit der Gattin in den Hof transportiert, wo die Veränderung noch stattfinden muss.

Methodisch ist die Orientierung an der aktuellen Szene und den dort auftretenden Widersprüchen zentral. Sie führt zum Spiel mit dem Material, das schließlich zur Deutung des Widerspruchs in der Szene führt. Die aktuell schwierige Lebenssituation bildet den Hintergrund, die Rahmenerzählung, auf den hin die Deutungen zusammengeführt werden. Zuletzt taucht wieder der Hof auf, der für die zu bewältigende Arbeitssituation steht.

Metaszene

Wie in der Diskussionsgruppe formuliert, erscheint die Metaszene zwischen Analytikerin und Patient als eine von der Mutter für einen kurzen Zeitraum erlaubte Beziehung des Patienten zu einer nicht-mütterlichen Partnerin, wie es für ihn vielleicht früher die Verwandte war. Dort, außerhalb der bedrohlichen Hofwelt und der beengenden Mutterwelt, kann anregend und frei über die Probleme in anderen Kontexten gesprochen werden. Eine eher erotisch anregende wechselseitige Kreativität wird ausgelebt und zur »Hintergrundmusik«, die keine Misstöne und deshalb auch keinen Anlass zur Verständnissuche enthält. Daher wird die Metaszene zwischen dem Patienten und der Analytikerin nicht direkt, aber indirekt in Andeutungen und Metaphern behandelt. Es liegt nicht am Rahmen der Kurztherapie, in der nach klassischer Terminologie und Auffassung keine Übertragungsdeutungen gegeben werden können, sondern an der Stimmigkeit der Metaszene, wenn sie nicht gedeutet wird.

Rahmenerzählung: schwierige Lebenssituation

Ich wiederhole die schwierige Lebenssituation, wie sie am Anfang der Therapie formuliert wurde: Durch Veränderungen an seiner Arbeitsstelle müsste der Patient aktiv werden, sich einbringen und seinen Platz verteidigen. Bisher ließ er sich eher ziehen, tat, was man verlangte, oder war am Rande des eigentlichen Geschehens mit Praktikanten aktiv.

Diese lückenhafte Rahmenerzählung kann nach den in der Therapie verstandenen Szenen folgendermaßen ausgestaltet und vervollständigt werden: Herr A. fühlt sich an der Arbeitsstelle mit all den Neuen wie in dem Hof seiner Kindheit, wo er am Rande zusah, wie die Anderen – für ihn damals auch Neuen – dort spielten und sich auseinandersetzten. Obwohl er das gerne wollte, wagte er damals und jetzt nicht, sich dazuzugesellen und mitzuspielen. Wie er sagt, behinderte ihn seine Ungeübtheit im Verhalten auf dem Hof mit Gleichaltrigen. Im Hintergrund stand und steht zusätzlich das Verbot seiner Mutter, aktuell vertreten durch seine Frau, sich als wertvoller und über Alles wichtiger Sohn einzumischen und dabei Kratzer und Schrammen zu bekommen. Diese unausgesprochene Haltung der Mutter führte bei ihm zur Vorstellung, besonders verletzbar zu sein, was seine Angst vor dem Hof vergrößerte, und etwas Besonderes zu sein, was wiederum die Notwendigkeit, sich im Hof zu bewähren, verringerte.

Am Rande dieser Erzählung taucht auch der Vater beziehungsweise dessen Ersatz auf, der von ihm aber nicht gebraucht werden durfte. Weil er dabei hätte verletzt werden können, durfte dieser ihm nicht zeigen, wie die Werkzeuge zu benutzen sind und wie man kämpft. Auch mit dem Vater bekam er keine Übung in Auseinandersetzungen und fühlte sich deshalb auf dem Hof zusätzlich wackelig. Als Sohn erlebt er auch die neue Situation am Arbeitsplatz. Weil seine Außenseiterrolle dort nicht länger akzeptiert wird, er ausgegrenzt und seine Besonderheit nicht anerkannt wird, müsste er sich bewähren und durchsetzen. Dabei will er sich einmischen, einbringen, hervortun, zusammentun, um einen Platz zu bekommen oder zu erhalten.

Dieses Dilemma löst die alten Ängste aus und bringt das alte Verbot der Mutter, sich keine Kratzer zu holen, wieder aufs Tapet. Wie in einem kurzen

Ausflug zur Verwandten – der Analytikerin – verschafft er sich Distanz zu dieser beengenden Situation und spielt die andere Möglichkeit durch, sich als normalen, kräftigen und attraktiven Mann zu fühlen und auch so zu benehmen. Es sieht so aus, als würde er diese gedachte Möglichkeit umsetzen. Der Sohn, der er einmal war, kann Geschichte werden.

Beispiel (5)

Frau Z.

Wie bereits erwähnt, erklärte Frau Z. im ersten Gespräch, sie erwäge, die Erziehungsverantwortung abzugeben. Auch in der konkreten Erstgesprächsszene zeigte sich diese Tendenz darin, dass sie die Analyrikerin drängte, einzugreifen, den Sohn einzubestellen und die Mutter darin zu bestärken, dass dem Sohn jetzt durch eine andere Instanz als der Mutter Grenzen zu setzen seien. Die Patientin war eine selbstbewusste und resolute Person, die nicht so leicht klein beigab und ihre Anliegen hartnäckig vertrat.

So wurde sie auch sehr ärgerlich, als die Analytikerin keine konkreten Vorschläge machte, und warf ihr vor, die Situation nicht ernst genug zu nehmen. Die Konfrontation der Patientin mit dieser Situation: »Sie wollen ihr Erziehungsproblem lösen und fühlen sich dabei von mir, der Analytikerin, im Stich gelassen«, führte zur Beschreibung ihrer eigenen Mutter als viel verantwortlicheren Person als die Analytikerin. Sie sei eine gute Mutter gewesen, aufopferungsvoll und immer für sie da. Die Analytikerin spürte den bitteren Vorwurf. Oft habe die Mutter sie als Gesprächspartnerin gebraucht, auch für Probleme mit ihrem Mann, dem Vater der Patientin. Die Patientin weitete den Vorwurf aus: Die Analytikerin sei anders als die Mutter abstinent und spreche nicht über ihre eigenen Probleme.

Wegen ihrer Heirat eines von den Eltern abgelehnten Mannes sei sie von zu Hause verstoßen worden. In der Analytikerin stellt sich Kritik an dieser Mutter ein. Der Mann habe sich schließlich, wie von den Eltern vorhergesehen, als Halodri entpuppt, und sie habe sich scheiden lassen müssen. Eine lange Klage über und Auflistung der Unzulänglichkeiten dieses Mannes folgte. Auch erinnerte sie sich wieder an den Anlass der Gespräche und begann über ihren schlimmen Sohn zu schimpfen.

In dieser Szene sehen wir zwei uneinige Frauen: Die eine wirft der anderen vor, nicht hilfsbereit und offen zu sein wie die Mutter, und sie teile auch nicht ihre Probleme mit der Patientin wie die Mutter. Die Analytikerin notiert innerlich, dass sie selbst die Hilfsbereitschaft der Mutter bezweifelt und bemerkt, wie sie in einen Widerspruch zur Patientin gerät, die ihre Mutter als gut sieht. Diese ihre negative Meinung von der Mutter wird von der Information gestärkt, dass die Patientin verstoßen worden ist. Die Patientin selbst scheint diese Widersprüche nicht als solche zu erfahren, im Gegenteil, sie gelten ihr als Beweis für die Vorbildlichkeit der Eltern. Es findet also in der aktuellen Szene ein Streitgespräch zwischen den beiden Frauen über die Güte der Mutter/Eltern statt. Die eine hält die Richtigkeit der elterlichen Verfahrensweise hoch, die andere bezweifelt und kritisiert sie innerlich.

Eine erste Hypothese der Analytikerin zu diesem Streit war die Vermutung, dass sie selbst den Teil der Patientin repräsentierte, der den Eltern Vorwürfe macht, während die Patientin bewusst die Eltern verteidigte und deren Einstellung übernahm. Die Analytikerin nahm auch an, dass der Exmann und nun der Sohn Stellvertreter für die zu kritisierenden Eltern waren. In der Analytikerin wurde der auf der Patientin lastende Druck, die Eltern in jedem Fall zu verteidigen, fühlbar.

In den folgenden Sitzungen wird die Verstoßungsszene erinnert. Frau Z. sei in einem bürgerlichen Haushalt behütet aufgewachsen und betont, dass die Mutter aufopferungsvoll und immer für sie da gewesen sei. Beide Eltern hätten immer ihr Bestes gegeben, bis die Patientin sich selbstständig habe machen wollen. Da habe es einen Bruch gegeben. Die Eltern hätten sich vorgestellt, dass sie ihrem Beruf nachgehe, solange im Elternhaus wohne, bis sie heirate und in der Nähe der Eltern eine Familie gründen würde. Sie habe aber beschlossen, zu ihrem Freund zu ziehen, in den sie sehr verliebt gewesen sei, der aber den Vorstellungen der Eltern nicht entsprochen hätte. Die Eltern hätten ihr unmissverständlich klar gemacht, dass sie, wenn sie ihrem Entschluss treu bliebe, für sie gestorben sei, nie mehr zurückkommen oder Hilfe erwarten könne. Sie sei trotzdem gegangen, habe ein Kind, ihren Sohn, bekommen und habe erst dann gemerkt, wie unzuverlässig ihr Mann gewesen sei. Sie habe sich trennen, ihren Beruf wieder aufnehmen und für sich und das Kind alleine sorgen müssen.

Frau Z. ist im Verlauf der Gespräche sehr bemüht, diese Verstoßung durch die Eltern herunterzuspielen. Sie wisse heute, dass das nicht so ernst gemeint gewesen sei, sie habe auch wieder Kontakt zu den Eltern. Sie selbst sei immer bemüht gewesen, ihr Kind selbstständiger, als sie es selbst gewesen war, zu erziehen, es weniger zu behüten; sie habe die Vorstellung gehabt, dass auf diese Weise ein Bruch, wie sie ihn jetzt erlebt, vermieden werden könnte. Deshalb sei sie so schockiert, dass gerade dies einzutreffen scheint. »Und sie sind versucht, genauso zu reagieren wie die Mutter, den Sohn zu verstoßen, sein Zimmer zu räumen und ihm jede Unterstützung zu versagen.« – »Hm, ja«, beinahe sei es wie damals, obwohl sie selbst nie so schlimm gewesen sei wie ihr Sohn. Trotz dieser Rechtfertigung beginnt sie, ihre Absicht, den Sohn dem Jugendamt zu übergeben, sprich zu verstoßen, zu überdenken. Ohnehin sei ihr diese Absicht aus ihrer aufgeklärten Seite heraus immer eigenartig gewesen.

Sie konnte zwar sehen, dass ihre Absichten etwas mit ihrer Mutter zu tun hatten, so als ob sie sich wie die Mutter benehmen müsste. Dennoch blieb die Vorstellung, es gäbe keinen anderen Ausweg, als es so zu machen wie die Mutter. Daraus entstand immer wieder ihr sehr heftig vorgetragener Ärger gegen die Analytikerin. Es sei ja schön und gut über alles nachzudenken, aber es ändere nichts, der Sohn ruiniere derweil sein Leben.

»Mir kommt es so vor, als ob Sie mir all Ihren Ärger, Ihre Enttäuschung und Ihre Wut auf die Eltern entgegenbringen, denen Sie eigentlich vorwerfen, Sie nicht mit Gewalt an der Ausführung Ihrer Pläne gehindert zu haben. Als ob Sie das Gefühl hätten, Ihr Leben ruiniert zu haben, und die Eltern hätten es verhindern können.« Sie schweigt und weint ein wenig. »Ihr Leben ruiniert« ist der Satz, der etwas aus ihr herausbrechen lässt. »Ja«, eigentlich habe sie den Eindruck, ihr Leben zwar zu managen, sie sei tüchtig, aber nichts Privates sei ihr geglückt. Alle Männer in ihrem Leben hätten sich als unzuverlässig entpuppt, sie glaube nicht, dass sie jemals noch einen fände. Inzwischen sei sie auch so an ihr eigenes selbstständiges Leben gewöhnt, dass es schwierig würde, mit jemandem zusammenzuleben, sich einzustellen, Kompromisse machen zu müssen. »Sie denken vielleicht, dass, hätten Sie nur auf die Eltern gehört, Sie dann einen netten Mann gefunden hätten, der für Sie und die Kinder sorgt, und Sie hätten sich nicht so plagen müssen. So als ob das Glück im Leben vom Gehorsam gegenüber den Eltern abhinge.« Aus ihr quellen daraufhin förmlich alle Gefühle und Vorwürfe gegenüber den Eltern hervor. Die Eltern hätten sie so abhängig gemacht, sie so überbehütet, die Mutter habe sie im Grund als Freundin missbraucht, mit der sie über alles reden konnte, was sie oft überfordert habe, nie durfte es Streit geben, nie habe sie Partys feiern können wie die Anderen.

In dem Maße, in dem sie ihren Ärger und die Vorwürfe gegen die Eltern, vor allem der Mutter fühlte, in dem Maße ließ ihre Wut auf ihren Sohn nach. Diese Veränderung bestärkte die Analytikerin darin, zu vermuten, dass die Patientin ihre nicht offen ausgetragene Opposition durch Identifikation mit der Mutter erledigt hat und sich von daher berechtigt fühlte, ihren Sohn ähnlich zu behandeln wie die Mutter es mit ihr getan hatte. Ihre kindliche, ihr nicht bewusste Ansicht, Gehorsam sei der Garant für immer währendes Glück – die Meinung also, sie habe mit ihren eigenen Aggressionen das Glück zerstört – unterstützte dieses Vorgehen. Ihre Aggression gegen den Sohn konnte so als eine notwendige Maßnahme zu seinem Glück dem Gewissen verkauft werden. In Wirklichkeit sollte er es nicht besser haben als sie selbst.

Der Patientin wird im Laufe der Gespräche klar, dass sie ihren Sohn bei weitem nicht so unabhängig und frei erzogen hat, wie sie zunächst geglaubt hat, dass er lange Strecken ihre Hauptbezugsperson gewesen war und wie ähnlich seine Ansichten den ihrigen waren. Schließlich berichtet die Patientin in einer der letzten Stunden, dass ihr Sohn in eine Wohngemeinschaft ausgezogen sei. Sie habe aber nicht, wie vorgesehen, das frei gewordene Zimmer an eine Freundin vermietet, sondern dem Sohn zu dessen Erleichterung erlaubt, Vieles dazulassen, und sie habe ihm gesagt, dass sie ihn weiter unterstützen werde und er jederzeit zurückkommen könne. Die Patientin scheint erleichtert und der Sohn wieder umgänglicher zu sein.

Methode und Metaszene

Anders als im vorigen Beispiel entfaltet sich in dieser Kurztherapie von Anfang an ein erbitterter Streit zwischen Analytikerin und Patientin. Die Metaszene ist in diesem Fall nicht ein Hintergrundgeschehen, auf dem die analytische Arbeit gut gedeiht, sondern sie ist verstörend laut und damit zugleich Anlass und Motor für die analytische Arbeit. Die Differenz zwischen den beiden, die Patientin will Unterstützung bei ihrer Absicht, den Sohn zu verstoßen, die Analytikerin verweigert diese Unterstützung, führt zu einer auch aus der Not geborenen Suche nach Wendungen, Überlegungen und Zusammenhangsbildungen. Die Analytikerin kämpft zwischen dem Druck, den die Patientin auf sie ausübt, und ihrer Aufgabe, die Sinnlücke zu schließen, warum die Patientin mit ihrer aufgeklärten Haltung nur die Verstoßung des Sohnes in Erwägung zieht, um ihr Überleben als Analytikerin.

Gezwungen und zugleich frei genug spielt sie mit dem Material; Erklärungen tauchen auf. Ihre erste Bemerkung – *Und Sie sind versucht, genauso zu reagieren wie die Mutter, den Sohn zu verstoßen, sein Zimmer zu räumen und ihm jede Unterstützung zu versagen* – stellt eine Verbindung zwischen Mutter und Tochter her, macht aber noch rätselhafter, warum sie sich denn so verhalte. Die Patientin wollte ja alles anders machen als die Mutter. Die nächste umfangreiche Bemerkung vernetzt verschiedenes Material und stellt Erklärungen für die Sinnlücke bereit: *Mir kommt es so vor, als ob Sie mir all Ihren Ärger, Ihre Enttäuschung und Ihre Wut auf die Eltern entgegenbringen, denen Sie eigentlich vorwerfen, Sie nicht mit Gewalt an der Ausführung Ihrer Pläne gehindert zu haben. Als ob Sie das Gefühl hätten, Ihr Leben ruiniert zu haben, und die Eltern hätten es verhindern können.* In dieser Bemerkung wird die Analytikerin an die Stelle der Eltern gesetzt, die Patientin an die Stelle des Sohnes. So wird mit den sich daraus ergebenden Konsequenzen in Zusammenhang mit den Erfahrungen aus dieser Therapie gespielt.

Im Nachhinein erscheint die Bemerkung zentral, sie habe ihr Leben ruiniert. In der neuen, der Patientin nicht bewussten Sinnversion erscheint das drakonische Verhalten von Eltern als lebensrettend und das Verhalten der Patientin als Kind, das eigene Wege gehen will, als ruinös. Die Konsequenz dieser Sichtweise wird in der nächsten Bemerkung der Analytikerin ausgeführt: *Sie denken vielleicht, dass, hätten Sie nur auf die Eltern gehört, Sie dann einen netten Mann gefunden hätten, der für Sie und die Kinder sorgt, und Sie hätten sich nicht so plagen müssen. So als ob das Glück im Leben vom Gehorsam gegenüber den Eltern abhinge.* Die darauf folgenden Erinnerungen und die Kritik an der Mutter können Ergebnis der Realitätsprüfung sein, die nach der Eröffnung dieser nicht-bewussten Sinnversion möglich wird.

Nicht der Ungehorsam der Tochter und nicht die mangelnde Gewalt der Eltern, sondern die Überbehütung und der Missbrauch als Freundin durch die Mutter hatten und haben einen Einfluss auf ihr Leben. Der Patientin wird möglich, sich aus dieser »falschen« Ansicht zu befreien und ihren eigenen Weg neu zu betrachten. Indirekt wirkt sich diese Veränderung auf ihre Beziehung zu ihrem Sohn aus, weil er in ihrer Vorstellung aus seiner Verwicklung in ihre eigene Geschichte entlassen werden kann.

Für diese Veränderungen scheint mir sehr wichtig, dass die Erklärungen aus und in einer tatsächlichen gefühlten streitbaren Beziehung gefunden oder kreiert wurden und nicht nur ein Produkt kognitiver Anstrengungen waren.

Die schwierige Lebenssituation von Frau Z., die Rahmenerzählung – *Frau Z. befindet sich in einer unerträglichen Beziehung zu ihrem Sohn. Sie muss etwas ändern und schwankt zwischen ihrem Impuls, autoritäre, drakonische Maßnahmen einzuleiten und ihn aus der Wohnung zu werfen oder einem noch unbekannten Weg, der ihren bewussten Vorstellungen von toleranter Erziehung besser entspricht* – wurde zusammenfassend folgendermaßen erweitert und vervollständigt: In einer ihr nicht bewussten Vorstellung ist es Aufgabe der Mutter, den Sohn beziehungsweise die Tochter, von ihrem ruinösen Weg mit Gewalt abzubringen. Dahinter steckt eine kindliche Verarbeitung ihrer Erfahrungen als Tochter, sie selbst sei schuld an in ihrem Leben nicht gelungenen Beziehungen, weil sie sich den Eltern widersetzt hat und ihren Gefühlen gefolgt ist. Demnach ist es im Interesse des Kindes, am eigenen Weg gehindert zu werden. Eine Überprüfung dieser Sichtweise führt zu anderen Ansichten und Konsequenzen, und sie kann in der konkreten Situation ihren eigenen Weg ohne Angst vor dem Ruin gehen und den Sohn ziehen lassen.

Überlegungen zur Indikation

Das Vorliegen einer aktuellen schwierigen Lebenssituation, derentwegen die Patienten und Patientinnen zur Therapie kommen, kann als eine gute Indikation für die Kurztherapie angesehen werden. Dies und die tatsächliche oder auch nur vorgestellte Zustimmung der Patienten und Patientinnen zu dieser Formulierung hinzugenommen, ergeben die wesentlichen Voraussetzungen für die psychoanalytische Kurztherapie.

Für »geschickte« Patienten und Patientinnen ist die Kurztherapie besonders geeignet. Patienten und Patientinnen, die von Ärzten, Ärztinnen oder anderen Personen in Psychotherapie überwiesen werden, sind von sich aus selten überzeugt, dass sie sich mit einem psychischen Problem beschäftigen müssen. Sie sind skeptisch bis ablehnend der Therapie gegenüber. In dieser Situation ist das Aufgreifen dieses bewussten Zwiespaltes als aktuell schwierige Lebenssituation sehr sinnvoll. Die Patienten und Patientinnen fühlen sich durch die Anerkennung ihres aktuellen Problems verstanden und müssen nicht vorab eine unmögliche Entscheidung zum Beispiel bezüglich ihrer Krankheit treffen. Das

Beispiel der Patientin mit dem Hautausschlag illustriert dieses Vorgehen.

Eine ähnliche Situation stellt sich bei Patienten und Patientinnen ein, die wegen Problemen mit ihren Angehörigen in die analytische Praxis kommen und sich selbst nicht als behandlungsbedürftig empfinden. Ihre äußere Situation kann als aktuell schwierige Lebenssituation formuliert und von ihnen angenommen werden, wenn nicht die Schuldfrage gestellt wird. Damit eröffnet sich für die Patienten und Patientinnen die Möglichkeit, ohne Be- oder Verurteilung die eigene subjektive Lage in dieser Situation zu untersuchen. Für einen solchen Fall steht das Beispiel von Frau Z.

Manche Patienten und Patientinnen kommen zwar wegen ihrer psychischen Krankheit zum Erstgespräch, aber nach dem Erstgespräch zeigt sich, dass keine langfristige, sondern eine kurze Therapie indiziert ist. Zum Beispiel, bei Herrn A. wurde nicht sein Symptom, der sogenannte Burnout, ins Zentrum der Therapie gestellt, sondern seine besonders schwierige Situation am Arbeitsplatz. Entweder er würde sie aktiv lösen können, oder sie hätte eine Eigendynamik bis hin zur Frührente entwickelt. Diese Dringlichkeit rechtfertigte eine Kurztherapie zur Lösung dieses Problems.

Krankheiten und Symptome oder deren Abwesenheit sind keine soliden Indikationskriterien für die eine oder andere Therapie, sind aber als Hinweise auf die Sinnhaftigkeit der einen oder anderen psychoanalytischen Behandlung hilfreich. Wichtiger ist, wie sich Patienten und Patientinnen in ihrem derzeitigen Leben sehen, welche Probleme sie angeben und wie sie in der Therapieszene auftreten. Für die Kurztherapie kann man deshalb sagen, dass es keine Krankheiten und Symptome gibt, die prinzipiell für oder gegen diese Behandlung sprechen.

Besonderheiten der Kurztherapie

Die Erfahrung mit psychoanalytischen Kurztherapien zeigt, dass die Entfaltung, Erweiterung und Inszenierung nicht bewusster Sinnzusammenhänge sich in den vorgegebenen zeitlichen Rahmen einpasst, als ob ein innerer Regisseur mit der Zeitvorgabe im Hinterkopf sein Stück zur Aufführung brächte. Regelhaft entstehen dramatische Höhepunkte etwa in der Mitte der Therapie und ein anschließender eher durcharbeitender Verlauf. Deshalb dient die Vereinbarung der Zeitstruktur zu Anfang der Therapie nicht nur informativen und planerischen Aspekten, sondern sie gibt der Szenenfolge, dem Drama, bereits einen Rahmen und eine Form. Das Geschehen wird durch den Druck der Begrenzung dramatisiert, indem eine aufs Wesentliche zulaufende Zuspitzung erfolgt. Auf diesem kritischen Höhepunkt, der sich in der Beziehung ereignet, kann eine Wendung, eine Katharsis, eine neue Sinnversion entstehen.

Im Beispiel von Frau Z. zeigt sich dieser Höhepunkt in der Zuspitzung der kritischen Beziehung zur Analytikerin und deren darin kulminierende Äußerung, »als ob Sie Ihr Leben ruiniert hätten«; bei Herrn A. in der überraschenden vierten Stunde, in der er ein neues Auftreten zeigte. Der weitere Verlauf ist dann als eine Verarbeitung der Folgen dieser Wendung und als Abschluss dieser Bewegung zu sehen. Dieser zu beobachtende Einpassungsvorgang kann mit der psychoanalytischen Metatheorie als das Wirken der szenischen Funktion des Ichs, die nicht nur in der Lage ist, eine Szene so zu gestalten, dass mehrere Motive, Aspekte, Ziele und Ansichten ganzheitlich unterkommen, sondern auch einen den äußeren Vorgaben angemessenen zeitlichen Verlauf zu ermöglichen, erklärt werden.

Psychoanalytische Gruppen

Bei der psychoanalytischen Arbeit in und mit Gruppen muss das »Subjekt« Gruppe erzeugt und verstanden werden. Obwohl einzelne Teilnehmer und Teilnehmerinnen durchaus in ihrer Individualität und mit ihrer je eigenen Geschichte gesehen und auch angesprochen werden, geht es darum, ein Ganzes zu konstruieren oder zu erkennen, das mehr ist als seine Teile. Die einzelnen Teilnehmer und Teilnehmerinnen sprechen in eigener Sache und zugleich für die Gruppe. Umgekehrt beeinflusst die Gruppe die Einzelnen und lässt sie nicht mehr nur als Einzelwesen handeln. Um allen gerecht zu werden, bietet es sich an, dieses Ganze zu verstehen und auf diesem Weg die Einzelnen als Teile des Ganzen zu erreichen. Bewegt und verändert sich der Gruppenprozess, so bewegen und verändern sich unweigerlich die Teilnehmer und Teilnehmerinnen, jeder und jede auf eigene Art.

Ist das Subjekt »Gruppe« im Kopf des Analytikers, der Analytikerin entstanden, so stellt sich die Frage, wann und wie er oder sie den Prozess versteht. Wie bei jeder psychoanalytischen Arbeit werden die Gruppenanalytiker und -analytikerinnen durch die Sinnlücken in der Szene angeregt, ihre Suche nach Verstehen zu beginnen. Sie spielen mit dem Material, setzen es neu und anders zusammen, bewegen sich dabei zyklisch durch das Geschehen und halten sich an keine zeitlichen und räumlichen Vorgaben. Die Reihenfolge der Ereignisse wird aufgelöst, das Dort und Dann wird zum Hier und Jetzt und umgekehrt. Wie im Traum anerkennen der Analytiker und die Analytikerin bei dieser Arbeit keine Orts- und Zeitgebundenheit. Dieser Umgang mit dem Material bringt Deutungen hervor, die das Geschehen in einem anderen, neuen Licht erscheinen lassen und die vormaligen Sinnlücken schließt.

Die Arbeit mit dem Subjekt »Gruppe« führt zu einer Verlaufsgeschichte der Gruppe selbst: Nicht nur die einzelnen Teilnehmer und Teilnehmerinnen durchlaufen einen psychischen Prozess, sondern die Gruppe als Ganzes lässt, wenn der Analytiker, die Analytikerin dieses Ganze nicht aus dem Auge verliert, einen sinnvollen Prozess erkennen. Die verstandenen Sequenzen in einer

Gruppe werden mehr oder weniger systematisch im Hinblick auf ihre Bedeutung für die einzelnen Teilnehmer und Teilnehmerinnen und im Hinblick auf ihre Bedeutung für den Gruppenprozess zusammengefügt. Da alle Teilnehmer und Teilnehmerinnen zu ihrer je eigenen Heilung oder Selbsterfahrung die Gruppe aufgesucht haben, ist zu erwarten, dass sie, ohne dass dies systematisch angeleitet würde, Ihre Erlebnisse mit sich und ihren Anliegen in Verbindung bringen. Deshalb wird diese psychische Arbeit meistens den Teilnehmern und Teilnehmerinnen und dem Gruppenprozess überlassen. Anders ist es mit der Rahmenerzählung »Gruppenprozess«: Nicht einzelne verstandene Episoden stehen unvermittelt hintereinander. Die Gruppe als Subjekt zu vergegenwärtigen, gebietet es, einen sinnvollen Prozess zu erkennen beziehungsweise zu gestalten. Wie häufig und ausdrücklich die Analytiker und Analytikerinnen diese Verlaufsgestalt mitteilen, hängt von ihnen und der Gruppe ab.

Am folgenden Gruppenbeispiel soll die psychoanalytische Arbeit, die Gruppe als ein Ganzes zu konzipieren, die Sinnlücken zu verstehen und die Einzelepisoden zu einem sinnvollen Gruppenprozess zusammenzufügen, veranschaulicht und diskutiert werden. (Ein ausführlicher Bericht dieser Gruppe als Beispiel für die Situation von Menschen in China zwischen Aufstand und Rückzug findet sich in: Laimböck, 2011). Für diesen Beitrag fokussiere ich auf andere Prozessabschnitte und richte mein Augenmerk auf das psychoanalytische Denken und Handeln.

Beispiel (6): die Gruppe als Ganzes und Subjekt, die Methode und die Rahmenerzählung

Aus einer psychoanalytische Selbsterfahrungsgruppe mit chinesischen Kollegen und Kolleginnen in Shanghai (vgl. Gerlach 2010):

> Die Teilnehmer befinden sich in einer fortgeschrittenen Ausbildung in psychoanalytischer Psychotherapie bzw. Gruppentherapie. Die Ausbildung erfolgt in vier Etappen mit je acht bzw. neun Tagen. An jedem Tag finden in der Regel zwei Gruppensitzungen statt, so dass eine Gruppe am Ende der Ausbildung ca. 70 Sitzungen gehabt hat. (Laimböck 2011, S. 559)

Wir arbeiten in englischer Sprache und mit der Übersetzung in die chinesische Sprache durch Dolmetscher.

Die Gruppe von 14 Teilnehmern und Teilnehmerinnen, die auf meine Bitte hin Namensschilder vor sich aufgestellt haben, erscheint mir in den ersten Sitzungen als kalt, abweisend und recht aggressiv. Die Teilnehmer und Teilnehmerinnen stellen sich widerwillig vor und berichten mehr oder weniger ausführlich von ihrer Lebensgeschichte. Sie sind in oder kurz nach der Kulturrevolution aufgewachsen und von den damaligen Eingriffen in die Familien sehr betroffen. Häufig wurden Kinder zu Verwandten oder Nachbarn gegeben, weil die Eltern verschickt wurden, wo sie schlecht behandelt und oft wieder weitergereicht wurden. Ein Teilnehmer kennt noch die Hungersnot und in seiner Erzählung der früheren Erlebnisse und seiner jetzigen Lebensweise kommt eine Tiefkühltruhe vor.

Trotz der dramatischen bis traumatischen Inhalte werden diese recht unbeteiligt vorgebracht. Der stockende Erzählfluss, das demonstrative Schlafen einiger Teilnehmer scheint auszudrücken: »Ja so war es, aber was soll das jetzt hier, es langweilt nur.« Ich erkläre mir das in dieser Situation so, dass die Gruppe sich von dem ohnmächtigen, oft verlassenen und in jedem Sinne hungernden Kind abwendet. Meine Versuche, die Gefühle der damaligen Kinder zu thematisieren, scheitern, und mir kommt es vor, als stünde ich vor einer Wand oder sähe in eine Leere. Nach einer solchen Sitzung fühle ich mich so verzweifelt, dass ich weinen könnte und am liebsten nach Hause gefahren wäre. Die Gruppe lässt mich mit meinen Versuchen, diese »Kinder« empathisch zu begleiten, kalt abblitzen. Es erscheint mir naheliegend, dass der verzweifelte Anteil dieser »Kinder« auf mich, die Leiterin, die ihrerseits fremd, unverstanden, nach Wärme oder wenigstens einem vertrauten Gruppengeschehen hungert, projiziert wird.[16]

Meine Arbeit in diesem Prozessabschnitt besteht darin, diesen von mir gefühlten Teil in Worte zu fassen und immer wieder in den Zusammenhang mit einer der erzählten Geschichten zu bringen. Ich kämpfe regelmäßig mit mei-

16 Die traumatisierenden Erfahrungen während der Kulturrevolution, deren transgenerationale Weitergabe und den kollektiven Abwehrmechanismus, diese Ereignisse als unbedeutend abzutun, zeigt Markert anhand der Auswertung der psychologischen Interviews mit einem Vater und dessen Sohn. Zugleich erhält man durch diesen Text eine konkrete Vorstellung von den unglaublichen Erlebnissen der Menschen in dieser Zeit (Markert 2010).

nen Gefühlen von Wut und Ohnmacht und der Verführung, diese Gruppe fallen zu lassen, etwa wenn ein Teilnehmer meine Versuche höhnisch abtut oder die unsinnige Geschichtsarbeit der Psychoanalyse hervorhebt und ähnliches. Dennoch kommt es zu Weinanfällen und eine Teilnehmerin läuft hinaus, weil es ihr schlecht geworden war. Für mich sind das Zeichen dafür, dass die hergestellten Verbindungen wirken und das fast Nicht-Aushaltbare in den Sitzungen nun in den Teilnehmern und der Gruppe auftaucht. Mir kommt es zu, auch hier die Verbindung zwischen diesen aktuellen Ereignissen und den früheren Erlebnissen zu thematisieren.

> *Eines Tages ist unser Raum von konferierenden Leitungspersonen des Krankenhauses belegt. Sozusagen mit Zähnen und Klauen verteidige ich unseren Raum, im Kopf diese herumgestoßenen »Kinder« und den unabdingbaren sicheren Rahmen für eine psychoanalytische Gruppe. Mit Unterstützung und dem Verständnis der für unser Programm verantwortlichen Chefin, zieht diese Konferenz in einen anderen, fensterlosen Raum, der für uns vorgesehen war, um. (ebd., S. 560)*

> *Am Ende dieses Blocks packe ich die Namensschilder ein, trage sie mit nach Europa und bringe sie zur zweiten Etappe wieder mit. Die Schilder sind ein Sammelsurium aus großen und kleinen, schön gemalten und nachlässig beschriebenen Schildern mit entweder ins Englische transportierten oder ausführlichen chinesischen Namen. Die »eingeenglischten« Namen sind für mich zwar leichter zu merken, aber sie haben etwas Abweisendes, Arrogantes, für die jeweiligen Teilnehmer auch Entwertendes. Die chinesischen Namen scheinen mir Abstand signalisieren zu wollen und die Aufforderung zu enthalten, mich gefälligst mit der chinesischen Kultur vertraut zu machen oder eben draußen zu bleiben. Keiner der Teilnehmer und Teilnehmerinnen hätte diesen Schildern Beachtung geschenkt, und sie hätten sie wohl auf dem Tisch vergessen. Mit meinem Einsammeln der Namensschilder versuche ich zu signalisieren, dass die Gruppe mit ihren einzelnen Mitgliedern konstant ist, einen Prozess durchläuft, von mir behalten und behütet wird, sie also wichtig ist. (ebd., S. 560).*

Trotz der unterschiedlichen Geschichten und Persönlichkeiten der Teilnehmer und Teilnehmerinnen wird die Gruppe als eigenständiges »Wesen« konzipiert und thematisiert, symbolisiert durch den Kreis der Namensschilder. Es zeigt sich, wie die Gruppe als Ganzes handelt, wie sie etwa, als hätten sich die Teilnehmer und Teilnehmerinnen abgesprochen, den Umgang mit den Traumata organisiert. Es beginnt eine Auseinandersetzung der ganzen Gruppe mit der Leiterin, die einen anderen Umgang mit der Vergangenheit in den Raum stellt und deshalb von der Gruppe bekämpft wird. Damit ist aber auch der Weg zur Reflexion eröffnet.

Diese Geschichte als Zustand der Gruppe ist der Beginn der Rahmenerzählung. Nun interessiert, wie dieses Gruppensubjekt mit dieser Auseinandersetzung umgeht und wie es sich entfalten wird. Diese Gruppe startet quasi als »Tiefkühltruhe«, als nach außen gut abgedichtetes und kompaktes Gebilde, innen kalt und dadurch geeignet, Wandlungsprozesse zu unterbinden oder wenigstens zu verlangsamen. Wie wir sehen werden, verändert sich die Gruppe zu einem warmen Ort, an dem kreative Prozesse möglich sind. Auch ein besonders belastendes Ereignis lässt die Gruppe nicht mehr gänzlich zur »Tiefkühltruhe« werden. Sie behilft sich nach der Erfahrung mit dem warmen Ort mit einer nur teilweisen »Beschränkung« und sperrt einzelne Geschehnisse weg, um sie für eine spätere Verarbeitung aufzuheben.

Die anfängliche Kälte der Gruppe gilt es nicht generell, weil entwicklungspsychologisch fraglich, zu ändern, wie es aus klinischer Sicht zunächst scheinen mag. Aus methodischer Sicht lässt sich die Analytikerin nicht von der klinischen Vorstellung, dass eine solche Abwehr zu Einschränkungen im Beziehungsleben beziehungsweise im Erleben überhaupt führt und eine Depressionsgefahr beinhaltet, sondern von ihrer Irritation, ihrem Vor-den-Kopf-gestoßen-Sein, ihrer Ablehnung leiten. Die Überraschung der Analytikerin ist methodisch als Sinnlücke in der Szene zu sehen. Sie ist genauso wie die Teilnehmer und Teilnehmerinnen hoch motiviert, sich dieser psychoanalytischen Erfahrung auszusetzen, Neues kennenzulernen und den eigenen Horizont zu erweitern. Für sie und die Teilnehmer und Teilnehmerinnen gilt, dass große zeitliche, finanzielle und andere Herausforderung auf sich genommen wurden, um an diesem Programm teilzunehmen. Die Selbsterfahrungsgruppen sind das besondere Ziel der Neugier und nun sieht sie sich einer scheinbar desinteressierten, abwertenden, gelangweilt schlafenden Gruppe gegenüber. Diese Lücke regt zu der Interpretationsarbeit an. Wir sehen, dass dieser Antrieb nicht ein vorwiegend kognitiver, sondern ein emotionaler ist. Die heftige Gefühlsreaktion der Analytikerin zeigt ihre persönliche Betroffenheit an. Ihre methodische Verstehensarbeit ist deshalb zugleich eine Arbeit an ihrem eigenen Gefühlshaushalt, dem Überleben als Analytikerin.

Angeregt durch diese Sinnlücke, spielt die Analytikerin mit dem ihr zur Verfügung stehenden Material, um eine Erklärung für das rätselhafte Verhalten der Gruppe zu finden und sich selbst »über Wasser zu halten«. Dabei lässt sich folgendes benutztes Material erkennen: die spezifischen Kindheitserlebnisse der Teilnehmer und Teilnehmerinnen, die Gefühle und Zustände in der Analytikerin (Ohnmacht, Hoffnungslosigkeit, Wut, Verzweiflung), ihre Handlungsimpulse (Fallenlassen) und ihre Vorstellungen über die Gefühle dieser erzählten Kinder.

In der ersten Deutung der Analytikerin, die sie für sich behält, werden die Bruchstücke so zusammengesetzt: Die Analytikerin fühlt wie das erzählte traumatisierte Kind, übernimmt es für die Gruppe, so dass die Gruppe selbst kalt und autonom agieren kann. Man kann diese kalte Gruppe auch als Stellvertreter für die Erwachsenen gegenüber diesem Kind ansehen. Hat man diese Verhältnisse einmal so gedacht, so versteht man das weitere Geschehen, es gibt wenig Brüche: Diese Kind/Analytikerin versucht immer wieder, die Empathie seiner Betreuer/Gruppe zu erwecken, um zu etwas Wärme und Zuwendung zu gelangen, ohne Erfolg. Ohnmacht und Verzweiflung sind die Folge. Sinnlücken tauchen erst wieder auf, als Teilnehmerinnen in Tränen ausbrechen oder ihnen schlecht wird. Wie stehen diese Ereignisse mit dem Gruppenprozess in Verbindung? Was sind die Gründe für dieses Verhalten?

Im Spiel mit dem Material fallen der Analytikerin die »Tiefkühltruhe« und die Erklärung ein, dass einige der von ihr mitgeteilten Gefühle dieses Kindes die Barriere der Truhe überwunden haben und draußen Reaktionen ausgelöst haben könnten; Reaktionen, die, wie biologische Prozesse, unmotiviert erscheinen. Diese Überlegungen der Analytikerin verbleiben in ihrem Kopf, ihre nonverbalen Interventionen aber sind vorbewusst von diesen Erklärungen geleitet. Man kann hier von einem ausgeprägten Handlungsdialog sprechen: Der verbissene Kampf um den Raum der Gruppe kann als nonverbales Statement dafür verstanden werden, dass eine sich entwickelnde Gruppe wie ein Kind einen sicheren Raum haben muss und dass es wahr ist, dass dieser häufig von außen bedroht ist, dass er aber unter günstigen Bedingungen verteidigt werden kann – im Gegensatz zu damals, könnte man hinzufügen. Ohnmacht sei also nicht immer gegeben, sie ist abhängig von den historischen Verhältnissen. Diese nonverbale »Formulierung« könnte auch als Beitrag zur Bewältigung der je eigenen Geschichte der Teilnehmer und Teilnehmerinnen verstanden werden.

Ebenso kann das Einsammeln der Namensschilder nonverbal vermitteln, dass alle wichtig sind, alle aufgehoben werden, alle wieder zusammenkommen. Diese nonverbale »Formulierung« ist eine Konfrontation mit dem nicht empathischen Umgang der Teilnehmer und Teilnehmerinnen mit sich selbst und ihren Beziehungen. Sie besagt, dass man sich wichtig nehmen und Beziehungen erhalten kann, anstatt sie fallen zu lassen, und dass man handeln anstatt hinnehmen kann, was kommt, als hätte es mit einem selbst nichts zu tun.

Als hätten diese Gesten-Deutungen Wunder gewirkt, ist die Gruppe in der zweiten Etappe offener, fröhlich, witzig und denkt an Barbesuche und Freiräume in einer fernen, im Sommer warmen, schönen und recht unorganisierten chinesischen Provinz.

> *Ich werde mit meinem roten Schal, verwundert, fröhlich in die Gruppe probeweise aufgenommen. Das verbale Potential der Teilnehmer wird hörbar, das Spiel mit Doppeldeutigkeiten, Bedeutungen und Metaphern floriert. In dieser Atmosphäre wird mit den Beziehungen zwischen Mann und Frau, mit den moralischen Verpflichtungen, den Konflikten und Spannungen, den jeweiligen Episoden aus den Lebensgeschichten flexibel umgegangen. Man mäandert vom Hier und Jetzt zum Dort und Dann, von Phantasie zu Realität. Meine Dolmetscherin und ich kommen manchmal nicht mehr mit, aber das ist nicht so schlimm, die Szene, die ich sehe, ist beredt genug. (ebd., S. 560f)*

Diese Passage veranschaulicht die Rahmenerzählung, die Entwicklung der Gruppe als Subjekt. Die Gruppe hat sich von einer Tiefkühltruhe zu einem lebendigen, interagierenden, empfindsamen Wesen entwickelt.

Methodisch sieht man in dieser kurzen Darstellung keine Sinnlücken: Die Gruppe als Ganzes und die einzelnen Mitglieder agieren und interagieren sinnvoll und genießen ihre gewonnen Freiheit, ihr Aufgetaut-Sein. Deshalb werden uns auch keine Deutungen und Interpretationen mitgeteilt, es gibt vorerst nichts zu verstehen.

Diese Situation ändert sich durch ein von der Gruppe provoziertes, aber auch unverhofftes Ereignis außerhalb des vorgegebenen Rahmens. Dazu muss man wissen, dass diese Gruppe in einem Raum auf der Chefetage stattfand, die Teilnehmer und Teilnehmerinnen auf Ledersesseln saßen und in der Mitte ein schwerer dunkler Konferenztisch stand. Dieser Tisch erregte von Anfang an

Anstoß in der Gruppe. Während der »aufgetauten« Phase der Gruppe kamen einige Teilnehmer auf den Gedanken, diesen Tisch an die Seite zu verrücken, so dass sie gewissermaßen ohne Hindernis kommunizieren könnten. Gesagt, getan, die Folge war ein, so denke ich, traumatisch wirkendes Ereignis, das die Vergangenheit wiederbelebte:

Am nächsten Morgen erfahre ich, dass die Gruppe ab heute in einem anderen Raum arbeiten wird. Vermutlich hat ein Gruppenmitglied dies organisiert, man wollte wohl noch mehr als den Tisch verrücken. Ich akzeptiere diese Veränderung zunächst nicht, gehe deshalb mit der Gruppe in den alten Raum, um dieses »Agieren« erst zu besprechen.

Vor dem alten Raum angekommen, sehen wir, dass drinnen der Manager des Krankenhauses mit einem Angestellten die Veränderung im Raum bemerkt hat und an deren Rückgängigmachung arbeitet.

> *Der Manager ist hochgradig erregt. Zusammen mit meiner Dolmetscherin möchte ich mit ihm reden, etwas erklären, ihm mein Verständnis signalisieren und die Sache entdramatisieren. Als ich dem Mann näher komme, verstehe ich aber ohne Worte, dass dies unmöglich ist. Er befindet sich in solcher Rage, dass ich bemerke, wie mein Herz zu schlagen beginnt, Angst und das Gefühl körperlicher Bedrohung bemächtigen sich meiner. Meine Dolmetscherin bedeutet mir, dass hier nichts zu machen sei, der Mann sei kein Psychiater, Arzt oder Psychotherapeut, er gehöre der Verwaltung an, und es sei deshalb keinerlei Verständnis oder Verständigung von und mit ihm zu erwarten. Es sei besser, das Feld zu räumen. Diese Szene beobachten die Gruppenmitglieder, die in diesem Moment zu beteiligten Zuschauern geworden sind. Sie werden Zeuge meiner Ohnmacht und der Kapitulation vor der außer sich geratenen Autorität. Betroffen gehe ich zusammen mit der Gruppe zurück in den neuen, nun unseren Raum. Meine Befürchtungen gehen so weit, dass ich an die Gefährdung des ganzen Projekts durch diese Tisch-Rück-Aktion denke. (ebd., S. 563)*

Diese Situation erscheint als ein aus den Fugen geratener Prozess, dessen Bedeutung unmittelbar nicht ausreichend zu verstehen ist. Methodisch klafft hier eine Sinnlücke. Warum mussten wir in einen anderen Raum? Welchen Sinn hat das Geschehen im Zusammenhang mit dem Gruppenprozess? Trotz und wegen heftiger Gefühlsregungen und ihren notwendigen Aktionen spielt die Analytikerin mit dem zur Verfügung stehenden Material – »Kulturrevolution«, ihre Angst, ihre Phantasie, dass die ganze Sache gefährdet sei, die Sprachlosigkeit, so dass sie in Erwägung zieht, es könne sich im Rahmen des Gruppenprozesses um eine Reinszenierung der destruktiven Geschehnisse aus der Vergangenheit handeln beziehungsweise die Ereignisse könnten diese Bedeutung annehmen.

Im neuen Raum angekommen bin ich sicher, dass sich die Teilnehmer mit dem eben Erlebten und Gesehen beschäftigen werden, und erwarte einen Diskurs über Schuld, Scham und Angst und als größte Herausforderung eine Auseinandersetzung mit dem Autoritätsverlust und der Ohnmacht der Leiterin. Aber dies bleibt zu meiner Überraschung vollkommen aus. Die Teilnehmer und Teilnehmerinnen beschäftigen sich mit Details des neuen Raums, machen Witze und nehmen die Sache anscheinend leicht, als sei sie zum Vergessen. Damit endet diese Sitzung.

Methodisch ist an dieser Stelle eine zerrissene Szene zu beobachten, die Sinnlücken sind zunächst unüberbrückbar. Abgesehen davon, dass die Bedeutung des gesprengten oder zumindest veränderten Rahmens offen ist, fehlt das Verständnis für das rätselhafte Verhalten der Teilnehmer und Teilnehmerinnen. Warum spricht niemand über die Ereignisse? Der Analytikerin mögen einige Gedankenspiele durch den Kopf gegangen sein, aber ohne befriedigende Erklärung, die Lücke bleibt offen. Methodisch zeigt sich hier das Ertragen und Stehenlassen von Unverstandenem.

> *In der nächsten Sitzung sprechen die Teilnehmer über die Ereignisse in einer Provinz, in der einige Wochen vorher ein Aufstand der dort lebenden Minderheit stattgefunden hat (niedergeschlagener Aufstand der Uiguren in* Ürümqi, *Juli 2009). Eine Teilnehmerin lebt und arbeitet dort. Sie ist Han-Chinesin und damit auch von der ohnmächtigen Wut der niedergeschlagenen Minderheit bedroht. Es heißt, diese Leute würden Han-Chinesen auf der Straße unvermutet mit Nadeln stechen. Die Gruppe fühlt sich in diese geschilderte, gefährdete Position ein und lässt deutlich erkennen, dass ihre Sympathie, ihr Mitgefühl, auf Seiten der Han-Chinesen ist. Zur Untermauerung der Kritik an dem Verhalten der Minderheit werden noch einige angeblich von diesen Menschen begangene Gräueltaten berichtet. (ebd., S. 563)*

Niemand in der Gruppe, auch nicht der Anführer des Gruppenaufstandes mit Tisch-Rücken, zeigt Verständnis für das Verhalten der Minderheit. Ich bin überrascht bis empört.

Vom methodischen Standpunkt klaffen weiterhin die Sinnlücken aus der letzten Sitzung: Was bedeuten die Geschehnisse rund um das Tisch-Rücken und warum reden die Teilnehmer nicht darüber? Die Analytikerin hört deshalb das angesprochene Thema als mögliche Antwort auf die offenen Fragen oder zumindest als damit in Zusammenhang stehend. Sie erkennt zunächst lediglich eine Parallele in beiden Ereignissen: den Aufstand gegen die Obrigkeit. Aber warum haben die Teilnehmer und Teilnehmerinnen als »Aufständische« so gar kein Verständnis für die aufständischen Uiguren? Methodisch entsteht eine neue Sinnlücke.

Ich, die europäische Analytikerin, denke über diese »Abwehr« nach, spiele mögliche Zusammenhänge des gegenwärtigen Materials durch und gelange zu folgender Erklärung: Die Gruppe demonstriert, dass nicht sie, sondern diese Minderheit die Aufständischen sind. Sie selbst und die Mitglieder sind ganz auf Seiten der Autorität und verurteilen die Widerstandsaktionen. Ich verstehe in diesem Moment, dass das rätselhafte Verhalten der Gruppe in der letzten Sitzung eine nachhaltige Distanzierung von ihrer eigenen Aktion ist. Deshalb sprach sie nicht darüber, sondern tat, als ob nichts geschehen sei. Ich ahne, dass die Schuld, die Angst und die Scham so groß sind, dass die Gruppe keinen anderen Umgang mit ihrem gescheiterten Aufstand findet, als sich nachhaltig davon zu distanzieren und den Konflikt in einer anderen Provinz und mit umgekehrten Rollen unterzubringen. Deshalb frage ich, ob es nicht sein könne, dass für die Muslime in Xinjiang die han-chinesische Präsenz der »Tisch« sei, der ihre Kommunikation und Entfaltung stört. Es herrscht zuerst Schweigen. Dann wirkt die Gruppe verwirrt, man spricht durcheinander, es wird gelacht und die weitere Übersetzung ist stockend, bis dahin, dass die Dolmetscherin sagt, sie verstünde nichts.

Die Gruppe fasst langsam wieder Tritt, die Übersetzung läuft wieder. Das nun verhandelte Thema betrifft zusammengefasst die sexuelle Beziehung von Männern und Frauen. Zwei Frauen steuern durchaus offen ihre Ehesituation bei, äußern Unzufriedenheit über die Männer. Das Thema wird in der Gruppe abgehandelt, indem auch hier die von den Männern empfundene Stärke der

Frauen angesprochen und von Seiten der Frauen die Enttäuschung über die Passivität der Männer geäußert wird.

In dieser Sequenz ist das Handeln der ganzen Gruppe gut zu erkennen. Die Teilnehmer und Teilnehmerinnen scheinen sich einer gemeinsamen Gruppenstrategie unterzuordnen, um sich von den »revolutionären« Ereignissen zu distanzieren.

Methodisch fallen die sich nun häufenden Sinnlücken auf: Nachdem die Analytikerin mit ihrer aufklärenden Bemerkung diese Distanzierung aufgehoben beziehungsweise angegriffen hat, verfällt der Prozess in ein sprachliches Chaos. Warum? Nach der Restrukturierung kommt das Verhältnis der Geschlechter zueinander als Thema auf, aber welcher Zusammenhang besteht, was hat das Eine mit dem Anderen zu tun? So lassen sich die Lücken als Fragen formulieren. Diese Lücken bleiben bis zum Ende der Gruppenselbsterfahrung offen, sei es, weil die Gruppe der Analytikerin kein Material lieferte, sei es, dass ihr Spielraum beengt war oder die Gruppe ihrem »Spiel« nicht folgen wollte.

Aus der Rahmenerzählung könnte man schließen, dass sich die destruktive Wirkung der traumatischen Vergangenheit reinszeniert beziehungsweise reinszeniert wird. Die Geschehnisse rund um das Tisch-Rücken bedeuten dann, dass Veränderungen, so wie damals, das soziale Gefüge zerreißen können und nichts mehr so sein kann wie zuvor. Es ist beschämend, als Opfer oder Täter daran teilgenommen zu haben. Gegen Scham und Schuld hilft nur die Distanzierung von den Konflikten und deren Projektion auf Andere. In der ursprünglichen Veröffentlichung dieses Gruppenprozesses 2011 hatte ich die zunächst überraschende Hinwendung zum Thema »Geschlechterverhältnis« als ein Ausweichen vor den gesellschaftspolitisch relevanten Konflikten in private Gefilde verstanden, in denen man zwar schwer, aber doch verändern und gestalten kann, quasi ein »Biedermeier« in China.

Vom methodischen Standpunkt ist anzumerken, dass diese Sinnfindung, diese Deutung, nicht während des analytischen Prozesses stattgefunden hat und auch keinem Spiel mit dem dort aktuellen Material entsprungen war. Diese Erklärung stützt sich auf psychoanalytisches Wissen über die Wirkungsweise traumatischer Ereignisse und auf analysierte historische Ereignisse in Europa. Ich weise damit erneut auf den Unterschied zwischen der Anwendung von psychoanalytischem und anderem kulturellen Wissen und dem Spiel mit aktuellem Material zum Schließen von Sinnlücken hin. Im konkreten Fall konnten die beschriebenen Sinnlücken nicht geschlossen werden, haben aber die Analytikerin nicht losgelassen. Das lässt sich an der folgenden Zusammenfassung erkennen:

> *Bis zur Beendigung dieser Gruppe im vierten Block bringe ich den »Tisch« und die ganze Aktion, die möglichen Motive und darauf folgenden Gefühle immer wieder an passender Stelle ein. Die Gruppe hört sich diese Bemerkungen an, scheinbar ohne darauf zu reagieren. Auch der »Tisch« wird, obwohl als Metapher verstanden, nicht zu einem Bestandteil der Privatsprache der Gruppe, wie andere Worte und Sätze, die einen spezifischen, nur für die Gruppe verständlichen Sinn bekommen haben. Es ist nicht möglich geworden, dieses Ereignis zu einem Teil der Gruppengeschichte zu machen. Die Szene ist zwar nicht vergessen, aber nicht integriert. Vielleicht wollte sich die Gruppe unbewusst die endgültige Bewertung und Be-Deutung angesichts der unsicheren Zukunft noch offen halten. (ebd., S. 564f)*

Psychoanalytische Paartherapie

Ein Paar ist mehr als die Summe seiner Teile, mehr als die Addition der Persönlichkeiten der beiden Partner, es ist eine Einheit mit eigener »Persönlichkeit« und Geschichte. Wenn ich mich richtig erinnere, spricht Botho Strauß zum Beispiel vom Paar als dem »menschlichen Vierbeiner«. Dass Paare in einer besonderen Weise korrespondieren, lehrt die Erfahrung mit Paaren und das eigene Erleben als Teil eines Paares. Die Macht der Paardynamik zeigt sich in Paartherapien häufig im Ringen der Partner um eine eigene unabhängige Existenz.

Demnach bietet sich an, das Paar als Subjekt zu begreifen und darüber einen Konsens mit dem Paar in der Therapie herzustellen. Praktisch wird diese Sichtweise aber immer wieder gefährdet, denn die Konfliktgeschichte eines Paares scheint geradezu auf eine Trennung, einen Zerfall des Paares in zwei Einzelne hinzustreben. Hinter dieser Tendenz zur Vereinzelung verbirgt sich aber die geradezu körperliche Verbundenheit, die ein Auseinander oft nicht zulässt. Diese schwierige Aufgabe eines Paares, sowohl der Verbundenheit als auch der Eigenständigkeit der einzelnen Partner gerecht zu werden, kann der Anlass für eine Therapie sein. In einer längeren Therapie werden dann die aktuellen Therapieszenen verstanden und im Hinblick auf die Paargeschichte zusammengefügt. Darin vergewissert sich das Paar seiner Geschichte so, dass die Partner jeweils Teile davon sind, aber doch nicht ganz darin aufgehen.

Nach meiner Erfahrung suchen Paare meistens eine Therapie aus einem konkreten Anlass, der aus den üblichen Problemen herausragt, auf, wenn sich beide nicht mehr in der Lage sehen, das Problem als Paar zu lösen. Diese Ausgangslage passt zu einer Kurztherapie mit der Rahmenerzählung »aktuell schwierige Paarsituation« analog der schwierigen Lebenssituation in Einzelkurztherapien. Die grundsätzliche Spannung in einem Paar zwischen Verbundenheit und Individualität ist in diesem Fall die Hintergrundmusik. Das Verstehen von Szenen und die besondere Rahmenerzählung »aktuell schwierige Paarsituation« kann an folgendem Beispiel nachvollzogen werden. Diese

Paartherapie wurde auch in einem anderen Kontext und unter anderer Schwerpunktsetzung vorgestellt (Laimböck 1995).

Beispiel (7)

Als ich das angemeldete Paar im Wartezimmer abhole, steht Frau G. bereits »abmarschbereit«, während Herr G. gerade erst zur Tür hereinkommt und hastig noch seinen Mantel aufhängt. Herr G. trägt einen Zwei-Tage-Bart, ist schmuddelig-leger gekleidet und ein wenig dicklich. Seine Frau ist sehr dünn, mit spitzem Gesicht und ordentlicher unauffälliger Kleidung. Sie wirkt nervös, während ihr Mann ruhig und gelassen scheint. Diese »Vorführung« lässt mich ein Konfliktthema erahnen, das um Ordnung und Strenge versus Chaos und Laissez-faire kreist.

Die folgende Schilderung der Probleme findet abwechselnd statt, Frau G. scheint mir aber die treibende Kraft zu sein.

Seit sie zwei Kinder haben, ginge die Ehe schlechter. Es gäbe so viel Stress und Arbeit, alles drohe ihnen über den Kopf zu wachsen. Sie hätten auch noch ein Haus gekauft, was organisatorische und finanzielle Belastungen mit sich brächte. Das alles führe zu ständigen Konflikten, die nicht offen ausgetragen würden, sondern in verbissen zähe Stimmungen mündeten. Sie hätten den Anspruch, ein harmonisches Zusammenleben zu führen, eine einfühlsame, nicht autoritäre Erziehung und ein partnerschaftliches Verhältnis zu praktizieren. Arbeiten sollen gemeinsam oder gleichverteilt erledigt werden. Unter dem alltäglichen Druck entfernten sie sich immer mehr von diesem Ideal. Frau G. strenge sich an, ordentlich und wohlorganisiert zu sein, um nicht von einem »Berg von Dreck« überwältigt zu werden, während Herr G. chaotisch sei und ständig für die Produktion von »Dreck« sorge. So staple er, wenn sein eigener Schreibtisch überfüllt sei, seine Sachen auf dem seiner Frau oder in einer freien Ecke der Wohnung. Trotz seines Verhaltens fühle er sich auch erdrückt, neige aber dazu, den Berg vor sich herzuschieben.

Die aktuell schwierige Situation wurde so formuliert: Das Ehepaar ist sich einer starken, selbst herbeigeführten Überbelastung bewusst, die Beziehung ist dadurch gefährdet, das Paar kann sich aber nicht entscheiden, wirksam etwas dagegen zu unternehmen. In dieser Formulierung fand sich das Ehepaar mit seinem aktuellen Problem wieder und stimmte einer zehnstündigen Therapie in Abständen von zwei Wochen zu.

Zusammengefasst sprach ich in den ersten drei Sitzungen mit dem Paar über die überbordende Dreckproduktion, die alle Grenzen verwischte. Wir verstanden, dass es jeweils den einen Partner ängstigte, wenn der andere mit eigenen Interessen beschäftigt war, er oder sie also eine Abgrenzung vollzog. Das Paar begriff, wie sehr es beide als Aggression und Angriff erlebten, wenn Grenzen gezogen und auch eingehalten wurden. Im Zuge dieser Einsichten gelang es dem Paar, die privaten Bereiche zu separieren und sich jeweils in dem eigenen schuldfrei wohl zu fühlen. Herr G. konnte die aufgestauten Geschäfte mit der Bank regeln.

Während dieser Phase in der Therapie war unsere Beziehung freundlich distanziert. Ich wurde als hilfreiche, nicht involvierte Expertin anerkannt, die Grenzen zwischen dem Paar und mir waren klar und gleichzeitig durchlässig genug. Überraschender Weise spielte sich in der Metaszene der Therapie das in der Familie herrschende Dilemma der Grenzenlosigkeit nicht ab. Hier war das, was dort mit Hilfe der Kurztherapie erreicht werden konnte, immer schon vorhanden. Dieses Rätsel erinnerte an die Formulierung der schwierigen Paarsituation, in der die Frage enthalten ist, warum sich das Ehepaar nicht für Ordnung entscheidet, obwohl es unter dem Chaos leidet und obwohl es, wie sich in der Therapie gezeigt hat, zur Grenzsetzung fähig ist.

Die Szene in der vierten Sitzung

Ich bemerke, dass die Eheleute miteinander reden, ich selbst aber wie nicht anwesend behandelt werde. Vor allem Frau G. vermeidet es, mich auch nur mit dem Blick zu streifen, während Herr G. sich wie höflichkeitshalber, kurz an mich wendet, als wolle er mich nicht verärgern. Ich bemerke, dass Frau G., die bisher äußerlich unscheinbar wirkte, heute geschminkt ist und einen kurzen Rock trägt. Das Paar verhandelt derweil das alte Thema, wie Bereiche abgetrennt und klarer geregelt werden könnten, aber, wie mir scheint, ohne wirkliche Begeisterung. Wir führen uns auf wie drei Leute, die sich in einer peinlichen, angespannten Situation befinden und sich bemühen, mit Hilfe von Ritualen und Smalltalk über die Situation hinwegzukommen. Nachdem zu Hause alles in Ordnung gebracht worden war, schien sich etwas geändert zu haben.

Ich bin sicher, dass Frau G. mich und sich heute als Frauen bemerkt hat und ich meine Rolle als neutrale Expertin verloren habe. Ich sage deshalb: »Heute ist etwas anders. Es scheint, als ob sie die Geldgeschäfte nicht wirklich interessieren und dass sie heute mehr als Mann und Frau hierhergekommen sind.« Frau G. ignoriert nach kurzer Irritation das Gesagte und spricht weiter mit ihrem Mann. Herr G. wird unruhig, vermutlich, weil er es beiden Frauen recht machen will. Durch dieses Dilemma kann Herr G. uns beide nicht als Frauen erkennen, er ist zwischen zwei Ansprüchen hin- und hergerissen. Ich sage. »Mir scheint, dass Sie, Frau G., heute mit ihrem Mann allein sein wollen.« Wie zur Bestätigung sagt Frau G., sie sei es leid, dass ich immer dazwischenfunke. Herr G. wirkt erleichtert. Frau G. schaut mich an und sagt, diese Stunde sei doch eigentlich überflüssig, sie hätten ihre Probleme doch gut in den Griff bekommen. »Ja, Sie brauchen mich nicht mehr, sie möchten mich loswerden und als Mann und Frau alleine sein.« Herr G. meint beschwichtigend, wir hätten doch diese Stunde gemeinsam ausgemacht und sie könnten sie schon gebrauchen. »Mir scheint, dass Sie, Herr G., diesen Wunsch ihrer Frau, mit ihnen allein sein zu wollen, nicht anerkennen können, weil Sie mich nicht verärgern wollen.«

Schlagartig ist die Schwiegermutter, Herr G.s Mutter, im Raum. Ohne es zu wissen, habe ich das Verhältnis des Paares zur Mutter/Schwiegermutter wiedergegeben. Es folgen reichhaltige Schilderungen von Szenen mit dieser Schwiegermutter/Mutter, in denen Herr G. sich in eben diesem Dilemma befindet, während Frau G. enttäuscht und verärgert ist, weil sie als Frau nicht gesehen wird und mit ihrem Mann nicht allein sein kann, weil die Schwiegermutter Aufmerksamkeit verlangt. Das Paar kann sich relativ schnell darauf einigen, dass die Schwiegermutter/Mutter ein Problem geworden ist und dass auch zwischen der oft hilfreichen Oma und der sich einmischenden Schwiegermutter/Mutter Grenzen zu ziehen seien.

Ich bin etwas überrascht über diese schnelle »Lösung«, kann nicht glauben, dass alles so einfach ist. Immerhin habe ich Herrn G.s Schuldgefühle gespürt und ich erinnere mich auch an die immer noch offene Frage, warum das Chaos, die Grenzenlosigkeit, die Unordnung solange beibehalten wurde. Vielleicht wegen der neuen Aufmachung von Frau G. versuche ich mir die körperliche Begegnung der beiden vorzustellen, was mir nicht gelingt. Deshalb frage ich: »Und wie ist es alleine?« Nach kurzem Zögern sprechen beide über ihr Sexualleben, das weitgehend auf die Zeugung beschränkt ist.

Im Laufe der folgenden Sitzungen verstehen beide, dass mit ihren Geschlechtsrollen Probleme verbunden sind, denen sie bisher aus dem Weg gegangen sind und dass sie ihre Neigung zum Chaotischen und die Neigung der Schwiegermutter zur Einmischung auch dazu benutzt haben, diesen Problemen zu entkommen. Deshalb konnten sie sich nicht entschließen, »aufzuräumen« und sich als Mann und Frau zu begegnen.

Methode, Metaszene und Rahmenerzählung

Es zeigt sich die für eine Kurztherapie typische Einpassung in den zeitlichen Rahmen. Der Prozess erreicht einen Höhe- und Wendepunkt in der vierten Sitzung, und nachher ist das Geschehen vom Durcharbeiten dieser neuen Sinnversion geprägt.

In der vierten Sitzung ergibt sich eine Sinnlücke, an der sich die Analytikerin orientiert und die sie bewegt. Das Paar hat sein Aussehen auffällig verändert und schließt, anders als bisher, die Analytikerin aus. Die Analytikerin behauptet zunächst diese, ihre Wahrnehmungen und lässt sie nicht untergehen, wie es das Paar möchte. In der Metaszene entsteht dadurch ein Konflikt, der ausgetragen und nicht gedeutet wird. Die Analytikerin setzt sich in diesem Streit durch und besteht auf der Wahrnehmung des Geschehens und ihrer Interpretation desselben: das Paar möchte allein sein und sie, die Analytikerin, loswerden. Dabei geriet der Ehemann in einen Loyalitätskonflikt. Die Analytikerin lässt sich in dieser Metaszene nicht verdrängen, ähnlich der später eingeführten Schwiegermutter, und besteht auf ihrer Präsenz. Insofern könnte man interpretieren, sie agiere die Rolle der Schwiegermutter, bliebe aber zugleich Analytikerin und ihrer Aufgabe, dem Verstehen, verpflichtet. Hier zeigt sich, wie jede Deutung zugleich ein Agieren im Rahmen der Szene ist.

Diese produktive Wechselwirkung zwischen Geschehens- und Verstehenslogik zeigt sich in der daraus erwachsenden Deutung, die sich das Paar selbst gibt: Die Szene sei wie diejenige mit Paar und Schwiegermutter. Durch diese Wendung gerät die aktuell schwierige Paarsituation – obwohl es unter der Unordnung leide, könne das Paar nicht aufräumen – in den neuen Kontext der Beziehung zur Schwiegermutter. Damit entsteht eine neue Sinnlücke mit der Frage, warum das Paar die Anwesenheit der Schwiegermutter nicht regeln kann. Durch das Spiel mit dem aktuellen Material, wozu die nicht gelingende Vorstellung der körperlichen Beziehung des Paares gehört, gelangt die Analytikerin zur Frage, wie es denn alleine sei. Das Paar versteht diese Andeutung, es geht um die sexuelle Beziehung, die entstehen könnte, wenn beide alleine sind. Dass ihre Sexualität mit Problemen behaftet ist, erklärt die Sinnlücke in der Formulierung der aktuell schwierigen Paarsituation: Weil im Allein-Sein des Paares eine Intimität entsteht, die mit unangenehmen Problemen behaftet ist, ist das Paar gar nicht böse, wenn es von Unordnung oder der Schwiegermutter okkupiert und von intimen Handlungen abgehalten wird.

Diese Problematik konnte in der Kurztherapie nicht mehr bewältigt, nur angerissen werden. Die rätselhafte Chaosproduktion und die häufige Anwesenheit der Schwiegermutter konnten aufgeklärt und neu geregelt werden, so dass die Sexualität, ob problematisch oder nicht, auftauchen konnte.

Die aktuell schwierige Paarsituation als Rahmenerzählung erfährt eine Differenzierung, die Lückenhaftigkeit der Erzählung wird geringer, das Verhalten des Paares wird sinnhaft und verändert sich in der Folge. Diese Veränderung in der Rahmenerzählung geschieht gleichsam automatisch im Hintergrund, ohne dass die Veränderung dieser »Erzählung« direkt angesprochen und bewusst verfolgt würde.

In der Supervisionsgruppe geht es, wie auch in Einzelsupervisionen, um ein vertieftes, erweitertes, differenzierteres Verständnis für die Person des Patienten, der Patientin, und seine, ihre derzeitige Verfassung im Rahmen der stattfindenden Behandlung. Weil in Supervisionen die Patienten und Patientinnen nicht anwesend sind, gewinnt man Zugang zu ihnen über das Verstehen der berichteten Behandlungsszene, in der sie eine gewichtige Rolle spielen. Zwischen berichtendem Analytiker, berichtender Analytikerin und den zuhörenden Gruppenmitgliedern inszeniert sich die erzählte Szenenfolge, das geschilderte Behandlungsdrama, weil in der Erzählstruktur Sachinformationen und das oberflächliche wie verborgene Beziehungsgeschehen enthalten sind.

Da in der Supervision die Erzählung den Transport der Szene übernehmen muss, die unmittelbare Teilhabe am Behandlungsgeschehen ist ausgeschlossen, lohnt es sich, einen kurzen Blick auf die sprachlichen »Tricks« zu werfen, die Sinn, latenten Sinn, Andeutungen von Sinn und mehrfache Sinnversionen übermitteln. Etwa die Verwendung von Bindewörtern spielt eine bedeutende Rolle. Lässt man sie weg, so wird zwar ein Zusammenhang zwischen zwei Sachverhalten angedeutet, ob und wie dieser inhaltlich aussieht, bleibt aber offen. Dadurch sind die Zuhörer aufgefordert, Sinnversionen hypothetisch einzufügen oder gespannt auf die Auflösung zu warten.

An einer Szene aus *Wilhelm Meisters Lehrjahre* (Goethe 1870 [1981], S. 7) lässt sich dies verdeutlichen. Dort erwartet eine Alte, Barbara, die Rückkehr ihrer jungen Anvertrauten, Mariane, die in einem Theater als Offizierchen auftritt. Sie ist dieses Mal besonders ungeduldig, weil von Marianens Verehrer ein Paket angekommen war, das sie geöffnet hat und dessen Inhalt sie begeistert. Für sie selbst ist auch ein Röllchen Geld beigelegt. Die Ankunft des Pakets und die damit ausgedrückte Zuneigung möchte sie nun dringend Mariane mitteilen und ihre Begeisterung mit ihr teilen.

Es kommt alles anders und in dem folgenden Disput zwischen den beiden spricht Barbara die folgenden Worte: »Norberg« – so heißt der Verehrer

– »schickt dir das Stück Musselin zum Nachtkleide, bald ist er selbst da« (ebd., S. 8). Die beiden Sachverhalte,[17] das Schicken des Musselins zum Nachtkleide und die baldige Ankunft Norbergs, gehören durch die Aneinanderreihung und Verbindung in einem Satz zusammen, aber wie? Man könnte meinen, dass Norberg eine Liebesnacht vorbereitet, in der Mariane das neue Nachtgewandt trägt und ablegt. Sexualität liegt in der Luft, ohne dass davon die Rede wäre. Ohne ein eindeutiges Bindewort ist diese Version naheliegend, aber nicht zwingend. Würde zum Beispiel ein »weil« eingefügt, wären die Sache und der Charakter des Geschenks schon eindeutiger.

Wir sehen an diesem kleinen Beispiel, wie durch den Sprachgebrauch Sinn festgelegt, offen gelassen, angedeutet wird, wie das Spiel mit Sinnversionen, mit latentem Sinn angeregt, und wie Zuhörer in die Dynamik der Szene hineingezogen werden. Die Palette sprachlicher Ausdrucks-, Andeutungs- und Verschleierungsmöglichkeiten ist groß; man kann sich vorstellen, wie ein guter Erzähler, eine gute Erzählerin vorbewusst sprachliche Register zieht, um das erzählte Geschehen in allen Facetten und mit der enthaltenen Dynamik zu übermitteln.

Durch die Erzählung erscheint das Geschehen vor dem inneren Auge der Zuhörer und Zuhörerinnen und wie bei einer Theateraufführung »sehen« und hören sie das Geschehen. Nicht-sprachliche, szenische Elemente sind deshalb ebenso wie die wörtliche Rede von Bedeutung. Eine Besonderheit dieses Formats, der erzählten Szene, ist die Möglichkeit und Wichtigkeit der Mitteilung der inneren Bewegungen im Erzähler, der Erzählerin. Darin spiegelt sich die Tatsache, dass er oder sie sowohl Erzähler, Erzählerin als auch Teilhaber, Teilhaberin an der Szene ist. Seine, ihre inneren Bewegungen vermitteln Wesentliches über das szenische Geschehen und können zum Verständnis des Anderen, des Patienten, der Patientin genutzt werden. Anzumerken ist, dass bei dieser hervorragenden Bedeutung des Szenischen und der Erzählung die literarische Begabung und deren Schulung zur Qualifikation des Analytikers, der Analytikerin wichtig wird.

Konkret beginnen die Teilnehmer und Teilnehmerinnen der Supervisionsgruppe sich über das erzählte Stück auszutauschen, ohne dabei Richtlinien oder Vorgaben zu beachten. Erfahrungsgemäß werden beeindruckende Passagen wiederholt, Verwunderung ausgedrückt und Verständnislücken entdeckt.

---

17 Eine Textanalyse der gesamten Szene findet sich in: Argelander 1991, S. 144–150.

Die Gruppe tritt darüber in ein dynamisches Geschehen ein, das zum Teil einer Neuaufführung des geschilderten Dramas und dessen Fortführung gleicht. Konflikte etwa, die in der Erzählung offen oder latent vorkommen, werden ungewollt aufgegriffen; was als eigene Meinung erscheint, ist auch ein aus der Identifikation stammendes Fortführen des Konflikts im erzählten Drama. Inszeniert sich das Behandlungsdrama in der Gruppe, so ist auch der erzählte Patient, die erzählte Patientin »anwesend«: Sein oder ihr Part oder Teile davon werden von einem, einer oder mehreren Teilnehmern, Teilnehmerinnen übernommen. Vereinbarungsgemäß gilt es für den Supervisor, die Supervisorin, diese Person, ihre Beweggründe, Konflikte und Beteiligungen auf dem Weg über das Verstehen der Gruppe ins Zentrum zu stellen.

Diese Fokussierung auf eine erzählte Person unterscheidet sich von den Fokussierungen in Psychotherapien. Dort sind die Erzähler und Erzählerinnen die Patienten und Patientinnen selbst und sie werden ins Zentrum gestellt. Die auch in Psychotherapien gegebene Möglichkeit, andere Teilhaber an den erzählten Szenen, Ehepartner, Kinder, Freunde oder auch soziale Systeme in den Mittelpunkt zu stellen, wird verworfen. Der Patient, die Patientin bleibt auch in Supervisionen das Zentrum, deren Auftreten geschieht aber indirekt über die Erzählung des Therapeuten, der Therapeutin. Gemäß der Subjektivierungstendenz werden die erzählten Patienten, Patientinnen zu Urhebern der Therapie- und der Supervisionsszene, so als seien sie für das dort stattfindende Drama verantwortlich.

Je mehr sich der Bericht der Supervisanden und Supervisandinnen einer ausführlichen Erzählung nähert, desto besser gelingt die Inszenierung der Beziehungsdynamik in der Gruppe, und je mehr es beim Bericht bleibt, desto weniger kann die szenische Gestaltung zum Zug kommen. Ein nüchterner Bericht über die Symptome, deren erstes Auftreten, gewisse Charaktereigenschaften und die Biographie des Patienten, der Patientin vermitteln ein anders Bild als das erzählte Behandlungsdrama. Beide Modelle, Bericht und Erzählung, werden in Supervisionen praktiziert. Sie unterscheiden sich methodisch: Die ausführliche Berichterstattung unterstützt die optimale Anwendung psychoanalytischen Wissens im konkreten Fall. Der Patient, die Patientin wird in die klinische Theorie der Psychoanalyse eingeordnet, und die Supervision dient dazu, die Zusammenstimmung von Fakten und klinischen Kategorien zu optimieren und Wissenslücken beim Therapeuten, der Therapeutin zu schließen. Bei dem szenisch-erzählerischen Vorgehen geht es nicht um Wissen und dessen Anwendung, sondern um das Verstehen durch, mit und trotz Teilhabe. Das Resultat beider Vorgehensweisen, die Erklärung für das Verhalten des Patienten, der Patientin, kann inhaltlich sehr ähnlich ausfallen. Es wird im einen Fall als wissenschaftlich begründete These im Rahmen einer psychoanalytischen Krankheitslehre, im anderen als umgangssprachlich formulierte Begründung, die auch jedem Laien verständlich ist, erscheinen.

Der Boden, auf dem jedes dieser Resultate ruht, was sie quasi als wahr erscheinen lässt, unterscheidet sich. Im einen Fall handelt es sich um die möglichst widerspruchsfreie und umfassende Verankerung in einer anerkannten klinisch-psychoanalytischen Theorie, im anderen um ein Evidenzgefühl, das mit einem aktuellen, eher plötzlich situativ auftauchenden Verstehen verbunden ist. In der Praxis haben wir es mit beidem, einer Mischung, mit einem Mehr oder Weniger, je nach Supervisoren, Supervisorinnen und Therapeuten, Therapeutinnen zu tun. Ich betone hier die szenische Variante, weil nur in ihr die psychoanalytische Methode zum Zuge kommt. Wesentlich für dieses Vorgehen ist auch, dass Neues, Veränderung, Erweiterung, oder wie immer man es nennen mag, unmittelbar initiiert wird.

Die folgenden Beispiele sollen die Anwendung der psychoanalytischen Methode in diesem Rahmen mit der Fokussierung auf eine erzählte Person veranschaulichen.

Beispiel (8)

Eine Analytikerin erzählt in der Supervisionsgruppe von einem Erstgespräch mit einem Mann mittleren Alters, der sich der Therapeutin jugendlich, frisch und munter gezeigt habe, obwohl er wegen eines sogenannten Burnouts, dessentwegen er zur Zeit arbeitsunfähig ist, erschienen war. Er habe sich sehr über neue, nicht motivierte Mitarbeiter, über den Anspruch seines Chefs an ihn, andere langweilige Aufgaben zu übernehmen, und die Notwendigkeit, seinen bisherigen Platz im Kollegium behaupten zu müssen, beklagt. Dies schränke ihn in seiner sonst guten Arbeitsleistung unnötig ein. Von seinem Chef fühle er sich im Stich gelassen. Er habe von sich in der Beziehung zu seiner Frau als eher angepasst, Konflikte vermeidend gesprochen. Dafür würde er von seiner Frau in allem sehr unterstützt. In häufig gespielten Computerspielen sei er Beherrscher und Vernichter großer Imperien. Die Analytikerin berichtet, dass sich in ihr ein mütterlicher Beschützerinstinkt diesem netten, aufgeweckten »Jungen« gegenüber geregt habe, dessen Einfallsreichtum und Kreativität durch enge Strukturen behindert würden.

Während sich die Gruppe mit diesen Informationen beschäftigt und emotional der erzählenden Kollegin folgt, bricht es aus einem Teilnehmer aggressiv hervor: Er könne diese fürsorgliche und verständnisvolle Behandlung des Patienten durch die Gruppe nicht mehr aushalten. Er habe den Eindruck, der Patient würde wie ein kleines Kind gesehen und seine aggressiven, anspruchsvollen und unempathischen Seiten ignoriert, die ihm selbst furchtbar auf die Nerven gingen. Er sei passiv, lasse sich bedienen und beklage sich, wenn etwas von ihm verlangt würde.

Die Supervisorin, die das Gruppengeschehen im Auge hat, registriert diesen abrupten Bruch im Geschehen und sucht nach seiner Bedeutung im Hinblick auf den erzählten Patienten: Werden die von diesem Teilnehmer gesehenen Seiten des Patienten auch im Behandlungsdrama übersehen? Ist dieser Teilnehmer auch mit dem Patienten identifiziert und bricht quasi stellvertretend aus seiner angestammten Rolle als »Kind« aus? Will man die starken Seiten nicht wahrhaben und macht ihn deshalb klein und verhätschelt ihn? Wird sein Vater oder eine männliche Identifikationsfigur ignoriert und lassen die sich das quasi nicht mehr gefallen?

In der Supervisionsgruppe führt der »Ausbruch« zu einem veritablen Streit zwischen einigen Frauen in der Gruppe und diesem Teilnehmer. Beide Seiten bringen gute Gründe für ihre jeweiligen Ansichten über den Patienten – unterdrückter »Junge« versus passiv anspruchsvoller Mann – vor. Die affektive Beteiligung der streitenden Gruppenmitglieder lässt die Supervisorin an mehr als einen theoretischen Streit denken. In die Ecke gedrängt empört sich der »ausgebrochene« Teilnehmer über die Übermacht der mit ihm streitenden Frauen und fragt die anderen männlichen Teilnehmer, warum sie nichts sagen. Diese haben in der Tat das Geschehen ohne sichtbare Beteiligung verfolgt. Der Supervisorin kommt dies seltsam vor, denn immerhin ging es zwischen den Anderen hoch her. Sie fragt sich, was diese scheinbare Gelassenheit für den Patienten bedeuten könnte? Es schien ihr, als hätte es sich ein männlicher Teil, vielleicht des Patienten, im Windschatten dieser Auseinandersetzung gemütlich gemacht. Die angesprochenen Männer reagieren etwas schuldbewusst, wollen aber nicht so recht in die Auseinandersetzung eintreten. Ihre notgedrungen beigesteuerten Beiträge wirken intellektuell und bemüht hergeholt.

Der engagierte Teilnehmer schüttelt schließlich den Kopf und zieht sich resigniert zurück. Die Gruppe schweigt und wirkt arbeitsunfähig.

Diese Wendung führt zu einer der Supervisorin evident erscheinenden Deutung dieses kleinen Dramas: Hier in der Gruppe haben sich die inneren Konflikte des erzählten Patienten abgespielt und hier wie dort haben sie zu einem Burnout, einer Arbeitsunfähigkeit geführt. Aus dieser Sicht streiten sowohl eigene Anteile des Patienten als auch relevante Objekte aus seinem Leben: Seine expansiven, ausbrechenden und sich erwachsen fühlenden Seiten liegen im Streit mit anderen, die ihn kindlich, nett und schutzbedürftig sehen. Sein Kompromiss ist ein Rückzug in eine passiv anspruchsvolle Rolle und eine narzisstische Größenphantasie. Dass diese Entwicklung nicht stabil ist, zeigt der »Ausbruch«, denn er »hält es nicht mehr aus«. Aber – und das muss etwas mit den aktuellen Geschehnissen am Arbeitsplatz zu tun haben – dieser Ausbruch ist nicht erfolgreich. Er unterliegt, weil er keine Unterstützung von männlichen Akteuren erhält, so könnte man es sehen; dies führt zur Resignation und einem latenten Widerstand. Die später beigesteuerten biographischen Angaben untermauern diese These und zeigen den »Streit« der Objekte: Er ist ein nichteheliches Kind, sein Vater ist nur selten anwesend und hat dementsprechend in der Erziehung nichts zu sagen. Ein Ersatzvater darf ebenso keinen wirklichen Einfluss auf ihn nehmen, denn er wird von seiner Mutter abgelehnt. Von der Mutter wird er verwöhnt, beschützt und dabei an seiner Expansion gehindert. Wir sehen demnach in diesem kleinen Drama in der Supervisionsgruppe, wie ein netter frischer Junge nicht zum Mann werden kann und schließlich in einer depressiven Verweigerungshaltung, einer Arbeitsunfähigkeit, endet. Diese Sicht auf den Patienten teilt die Supervisorin der Gruppe mit.

Das Geschehen in der Gruppe und seine Deutung im Hinblick auf den Patienten haben einen besonderen Einfluss auf das Verstehen: Die Teilnehmer und Teilnehmerinnen, vor allem die erzählende Analytikerin, haben nicht nur kognitiv, sondern emotional verstanden, was diesen Patienten bewegt. Ihre unmittelbar erlebte Beteiligung an seinem inneren Zustand erzeugt eine besondere »Wahrheit«, die sich mächtiger in den nächsten Stunden mit dem Patienten auswirkt als eine eher an der Theorie orientierte ähnliche Einsicht.

Beispiel (9)

Ein Supervisionsteilnehmer schildert ein Erstgespräch mit einem 38-jährigen Mann. Entschuldigend sagt er zunächst, dass es ihm nicht gelungen sei, in diesem Erstgespräch einen roten Faden auszumachen, und berichtet schließlich von unzusammenhängenden Ereignissen aus dem Leben des Patienten. Die Ereignisse selbst wirken nebensächlich und uninteressant: Der Patient habe eine kaufmännische Lehre in A. absolviert. Er habe sich für den Job als Kellner in B. beworben, aber ihn nicht bekommen. Er sei viel gereist. In D. habe er an einer psychosozialen Maßnahme teilgenommen, das habe aber nichts gebracht. Die Supervisorin bemerkt, dass sich der Interviewer die Tatsache, dass es darin keinen »roten Faden« gibt, selbst anlastet. Wie zu seiner Verteidigung berichtet er, der Patient habe ihm nur Brocken geliefert, die kaum zu einem Ganzen zusammenzufügen seien. Die anderen Teilnehmer und Teilnehmerinnen bestätigen den Eindruck der Zerrissenheit. Auch für sie hat das Wiedergegebene keinen Zusammenhang. Wie zur Bestätigung und seiner Entlastung teilt der Interviewer mit, dass der Patient bereits zwanzig Arbeitsstellen hinter sich und viele psychotherapeutisch-psychosoziale Einrichtungen aufgesucht habe. Aber, so habe es der Patient resigniert mitgeteilt, niemand konnte ihm sagen, »was mit ihm los sei«.

Eine vom Interviewer geschilderte Begebenheit aus dem Leben des Patienten sticht irgendwie hervor, jedenfalls lauscht die Gruppe zum einzigen Mal gespannt und interessiert, vielleicht weil ein gewisser Spannungsbogen, ein gewisses Maß an emotionaler Beteiligung zu spüren ist: Der Patient hatte bei einem Krankenhausaufenthalt in einer anderen Patientin eine Freundin gewonnen und den Kontakt zu ihr auch nach der Entlassung gewahrt. Diese Frau kam nach einiger Zeit in einem anderen Bundesland in die Psychiatrie. Der Patient sei unter vielen Mühen dorthin gefahren, um sie zu besuchen. Er bekam aber keinen Zutritt. Er hat keine Ahnung warum. Seither habe er sie nie mehr gesehen oder mit ihr telefoniert. Sie sei verschwunden. Die Gruppe folgt der Erzählung und schweigt am Ende. Die Stimmung ist schwer fassbar, irgendwie bedrückt, hilflos, fassungslos.

Diese Stimmung lässt die Supervisorin an ein Vakuum denken, eine Leere, die künstlich aufrechterhalten wird. In dieses Vakuum hinein strömt ihr der Gedanke an die einzige Beziehungsgeschichte am Ende der Erzählung. Dieser Gedanke hilft ihr, einen Faden zu finden, indem sie dieses Ende an den Anfang setzt. Wie wäre es, wenn dieses Beziehungsereignis den Anfang seines Lebens darstellen soll? Dann hätte es eine Bindung zu einer Frau, seiner Mutter, gegeben, die er auch unter schwierigen Umständen aufrechterhalten konnte. Bis dann ein endgültiger Bruch entstand, der Faden zerrissen wurde und er nie mehr einen Zusammenhang herstellen konnte. Es sieht dann so aus, als laste sich der Patient diesen Abbruch selbst an, als mache er sich Vorwürfe, dass er so unfähig war und ist, die Bindung zu erhalten. Diese unerträgliche Schuld projiziert er auf den Therapeuten, der sie trotz zweier Entlastungsversuche nicht losbekommt. Aber am Ende taucht die verlorene »Mutter« doch auf, als könne das Vakuum nicht aufrechterhalten werden. Sollte man deshalb den inneren Konflikt des Patienten so sehen, dass er unschlüssig ist, ob er sich selbst oder die Mutter oder einen Dritten, das Krankenhaus und dessen Bürokratie, für den Abbruch verantwortlich machen soll? Vielleicht ist es ja erträglicher, selbst unfähig zu sein, als sich eingestehen zu müssen, dass man verlassen beziehungsweise getrennt wurde?

Diese Deutung des Gruppengeschehens im Hinblick auf den erzählten Patienten macht die Gruppe neugierig auf seine Biographie. Aber es stellt sich heraus, dass es dazu keine Angaben gibt, der Anfang scheint im Dunkeln zu liegen. So muss sich die Gruppe bis zum nächsten Gespräch gedulden. Im Laufe des Supervisionsprozesses und dessen Deutung in Richtung auf den Patienten ist dieser zu einer interessanten Person und sein Leben zu einer spannenden Geschichte geworden, was zunächst nichts anderes zeigt, als dass auch dieser scheinbar zerrissene Mensch eine Geschichte hat, die er wegen der darin enthaltenen Schmerzen zerreißt und unkenntlich macht.

Methode

Die psychoanalytische Supervisorin wird durch Brüche, Lücken, Ungereimtheiten und Auffälligkeiten in der Supervisionsgruppe angeregt, das Gruppengeschehen zu verstehen. Dazu zentriert sie ihre Überlegungen, ihr Spiel mit dem ihr zugänglichen Material, nicht um diese Gruppe, sondern um den erzählten Patienten. Es erscheint so, als habe der Patient die Gruppe zur Darstellung seines inneren Dramas bewegt. Man könnte ihn sich als Regisseur vorstellen. Diese Zentrierung des methodischen Vorgehens um den erzählten Patienten ist typisch für eine psychoanalytische Supervision.

Praktisch ist es nützlich, eine eingespielte Supervisionsgruppe zu haben. Zumindest sollten die Teilnehmer und Teilnehmerinnen eine vertrauensvolle Beziehung untereinander haben und gewiss sein können, dass ihre sehr persönliche Einlassung zum Verständnis des erzählten Patienten, der erzählten Patientin und nicht für andere Zwecke genutzt wird. Wünschenswert ist es, dass die teilnehmenden Analytiker und Analytikerinnen eine gute Erzählkultur entwickeln, um latente Sinnversionen gut zu transportieren.

Rahmenerzählung

In der Rahmenerzählung erscheint im Falle der Supervision der Patient, die Patientin, wie sie oder er sich im aktuellen und vergangenen Leben mit seinen, ihren inneren Konflikten entfaltet. Im ersten Beispiel erscheint ein Mann, dessen Mann-Sein durch Überbehütung und Angst einen schweren Stand hat und der deshalb dazu neigt, sich als schützenswerter Junge zu zeigen. Im anderen Beispiel tritt ein Mann auf, der nicht weiß, was mit ihm los ist. Alles in ihm ist lose, weil er vermeidet, Schlüsse zu ziehen und Zusammenhänge herzustellen. Das Ergebnis der Verknüpfungen erscheint ihm zu schmerzhaft.

Die Kunst der Technik als psychoanalytisches Handeln

»Die Szene verstehen« lässt das psychoanalytische Tun als künstlerisches Herstellen von neuen Zusammenhängen erscheinen. Damit knüpfe ich an den von Freud benutzten Begriff der Technik als künstlerisches Herstellen oder »Erraten« an und verfolge diesen Prozess jenseits der psychoanalytischen Metatheorie. Weil sie anderen Regeln folgen als die psychoanalytische Praxis selbst, werden die Denkprozesse beim Ableiten von Theorien aus der Praxis von den kreativen Prozessen abgegrenzt. Die theoretischen Formulierungen anhaftende Tendenz zur Verdinglichung wird von der Sprache ganz allgemein unterstützt, weil sie Begriffe aus der physikalischen Welt verwendet, denen auch in ihrer neuen und abstrakten Bedeutung noch Dingeigenschaften anhaften. Psychologische Begriffe und Prozesse können fälschlicherweise deshalb als Dinge gesehen und behandelt werden.

Werden in der Psychoanalyse theoretische Konzepte in einer Rückführung zur Grundlage der Technik, so besteht neben der Anmutung einer Tautologie die Gefahr der Verdinglichung psychodynamischer intersubjektiver Vorgänge in psychoanalytischen Behandlungen. Die erkenntnistheoretische Position der Analytiker und Analytikerinnen wird auf diesem Weg zu einer neutralen: Sie entdecken Festgefügtes und Verdrängtes (unbewusste Komplexe, Übertragungen etc.) mittels einer wissenschaftlichen, psychoanalytischen Technik wieder. Diese Vorstellung und Begründung psychoanalytischen Handelns entspricht dem herrschenden Wissenschaftsverständnis und soll die Psychoanalyse aus ihrem Status der Nicht-Wissenschaftlichkeit entlassen.

Diese Anpassung führt aber zu logischen Brüchen, wie der Unhaltbarkeit der Fiktion einer neutralen Position der Analytiker und Analytikerinnen. Das psychoanalytische Tun gerät dadurch erst recht ins Zwielicht des Unwissenschaftlichen, einer zwar behaupteten, aber nicht eingelösten Wissenschaftlichkeit ihrer Methode. Die Folgen einer solchen Bewegung vom Verstehen in der konkreten psychoanalytischen Situation zur Entwicklung theoretischer Konzepte und Ableitung einer Technik aus diesen Konzepten werden am Beispiel des Übertragungskonzepts verfolgt. Es handelt von der Beziehungsgeschichte und ihrer Abhängigkeit und Verwobenheit mit aktuellen Beziehungen. Obwohl die Beziehung im Zentrum des Konzepts steht, wurde sie doch zu einem Ding, der Übertragung, und im methodischen Kontext schließlich zu einer Technik, der Übertragungsanalyse.

Die oft nicht nachvollzogene Unterscheidung der Technik (Praxis, das psychoanalytische Handeln) von der Ableitung und Anwendung von Theorien führt zu einer zerrissenen inneren Haltung der Analytiker und Analytikerinnen gegenüber ihrem Tun. Die Untersuchung von Fallvignetten legt diesen Schluss jedenfalls nahe: Analytikerinnen und Analytiker sind darin als dem künstlerischen, verstehenden Vorgehen vorbewusst Verpflichtete zu erkennen. In einer vermeintlich notwendigen Anpassung an Wissenschaftlichkeit begründen sie jedoch ihr Tun und ihre Schlüsse, die Deutungen, mit klinischen Theorien. Ihr Handeln erscheint dann als von diesen Theorien abgeleitet, als Technik im wissenschaftlichen und nicht im künstlerischen Sinne.

Ihr Tun wird zumeist nicht thematisiert und erscheint unauffällig in den präsentierten Vignetten. An denen ist aber zu erkennen, wie bemüht Analytiker und Analytikerinnen sind, ihr Verständnis mit Hilfe des und im Einklang mit dem konkreten Beziehungsgeschehen zu entwickeln, wie sie versuchen, ihre eigenen Reaktionen auf das Geschehen nicht zu unterdrücken, sondern zum Verständnis aktueller Sinnlücken zu verwenden, und wie sie einfallsreich das Material neu gruppieren und gerade nicht theoriegeleitet handeln.

Das so entwickelte und auf Evidenz beruhende Verständnis scheint aber erst Gewicht zu bekommen, wenn es mit klinischer Theorie in Zusammenhang und in Einklang gebracht wird. Das Verstehen als Kunst und damit als kreative Leistung, die in konkreten Situationen Neues hervorbringt, bleibt randständig und findet wenig Beachtung. Ich meine, diesem Handeln gebührt nicht nur mehr Aufmerksamkeit, sondern es sollte auch in seiner eigenen Gesetzmäßigkeit erkannt und aufgearbeitet werden. Wenn die Methode sich selbst beziehungsweise dem vorbewussten Commonsense der Analytiker und Analytikerinnen überlassen wird, besteht die Gefahr ihrer Entgleisung in zwei Richtungen: zum einen kann der Verwissenschaftlichung das künstlerische Tun, das hermeneutische, verstehende, interpretierende Verfahren geopfert werden (wie es ansatzweise in der sogenannten Ich-Psychologie versucht wurde); zum anderen kann die Erkenntnis, dass es keine feste »Wahrheit« in zwischenmenschlichen Prozessen und damit auch in psychoanalytischen Behandlungen geben kann, zur Preisgabe einer professionellen Haltung führen, weil alles geht, wenn es nur hilfreich ist.

Ich habe daher den Versuch unternommen, jenseits der Anwendung psychoanalytischer Konzepte das psychoanalytische Handeln als »die Szene verstehen« zu beschreiben. Der eingeschlagene Weg lässt erkennen, dass psychoanalytisches Tun aus dem zwischenmenschlichem Handeln zugrunde liegenden alltagspsychologischen Verstehen abgeleitet ist. Es erscheint als konsequente Fortführung alltagstauglicher Verstehensprozesse, denen die Annahme zugrundeliegt, dass das Verhalten der Anderen motiviert sei und der Erreichung eines Ziels diene. Wie in jeder alltäglichen Kommunikation gehen wir Analytiker und Analytikerinnen davon aus, dass das Handeln unserer Patienten und Patientinnen motiviert und damit sinnvoll ist und im Rahmen der aktuellen Szene einem Ziel dient. Für uns Analytiker und Analytikerinnen gilt diese These auch dann noch, wenn ein Verhalten hochgradig »verrückt« erscheint.

Wenn wir alles Verhalten in der psychoanalytischen Szene als aus den aktuellen Motiven der Patienten und Patientinnen abgeleitet und Zielen im Rahmen dieser Szene dienend verstehen, können wir von einer subjektivierende Sicht sprechen. Sie weicht von der Alltagspsychologie ab, bei der auch objektive Ursachen Verhalten begründen können. Im psychoanalytischen Rahmen gilt das Verhalten in der Szene als sinnvoll in Bezug auf die anderen an der Szene Beteiligten. Alles Verhalten dient damit der Gestaltung der Szene in Richtung der eigenen Bedürfnisse und Ziele. Diese subjektivierende Sicht ist eine Wiederbelebung des kindlichen Egozentrismus, in dem alles Geschehen auf das Ego bezogen und alles Tun davon abgeleitet ist. Sie führt in immer »subjektivere« Motivzusammenhänge, bis hin zu den geheimsten und dem Objektiven (Allgemeingültigen) am fernsten liegenden Gründen. In der theoretischen Terminologie sind es die tiefen Schichten des Unbewussten.

Da auch Analytiker und Analytikerinnen die Szene vorbewusst und unbewusst nach ihren Interessen mitgestalten, bedarf es der professionellen Festlegung, dass ihre Anliegen nur als Teil der von den Patienten und Patientinnen gestalteten Szene und im Hinblick auf das Verstehen ihrer Motive und Ziele untersucht werden. Die Patienten und Patientinnen werden ins Zentrum gerückt und so verstanden, als definierten und entwickelten sie die Szene. Analytiker und Analytikerinnen übernehmen die Aufgabe, diesen Rahmen bereitzustellen, zu gewähren und in Gang zu halten.

Die psychoanalytische Szene zwischen Analytiker, Analytikerin und Patient, Patientin ist die alles umfassende Szene, in der und aus der alles, was darin geschieht, seinen Sinn erhält. Ich nenne sie deshalb die Metaszene.

Auch erzählte Szenen aus dem Dort und Dann und Träume erhalten ihren Sinn und ihre Bedeutung aus dem Hier und Jetzt der Metaszene. Neben ihrer eigenen inneren Logik dienen sie dazu, die subjektiven Interessen des Erzählers, der Erzählerin in der Metaszene zu vermitteln und umzusetzen. Das Verhältnis des erzählten Traums mit seiner jenseits der Metaszene zu verstehenden und seiner aus der Metaszene abgeleiteten Bedeutung wird an einem im zweiten Teil vorgestellten Fallbeispiel (Beispiel 1) aufgezeigt. Dort verzichtet der Analytiker auf die Übersetzung des anspielungsreichen Traums in dessen unverschlüsselten Bedeutungsgehalt und wendet sich stattdessen den durch die Traumerzählung entstandenen Sinnlücken in der Metaszene zu. Mit Hilfe des Trauminhalts und der kreativen Verknüpfung anderen Materials aus der Stunde gelingt es, diese Sinnlücken zu schießen. Folgerichtig treten das Träumen und die Erzählung des Traums als Handlungen im Rahmen der Metaszene hervor, mit denen die Patientin das Ziel verfolgt, ihre nicht bewussten Interessen im Hier und Jetzt der Metaszene zu realisieren, die Szene nach ihren Wünschen zu gestalten. Durch die Interpretationsarbeit wird das nicht-bewusste aktuelle Anliegen der Patientin in der Metaszene thematisiert. Es handelt von ihrer eigenen Art der Auflehnung gegen eine hierarchische Beziehungssituation, einem von ihr empfundenen Oben und Unten. Die so verstandene Szene unterscheidet sich diametral von derjenigen, die in der Traumübersetzung enthalten war, die der Analytiker uns, aber nicht der Patientin mitteilt. Dort erschien die Beziehung zwischen Analytiker und Patientin harmonisch und sie stützend.

Die Motivzusammenhänge in der Metaszene sind nicht immer unmittelbar zu erkennen, oft auch den handelnden Personen nicht bewusst und müssen deshalb indirekt – interpretierend – erschlossen werden. Phänomenologisch zeichnen sich nicht bewusste Motive an der Szenenoberfläche als Brüche im ansonsten verständlichen Zusammenhang ab, weil an diesen Stellen das Verhalten unverständlich, rätselhaft oder vieldeutig erscheint. Die Metaszene ist deshalb ein mehr oder weniger zerrissenes Gebilde und die Sinnhaftigkeit der Szene ist nicht immer evident. Der psychoanalytisch zentrale Vorgang als Deuten dieser Sinnlücken stellt sich als Spiel mit aktuellem, aus der Szene stammendem Material, das neu, anders, ungewöhnlich zusammengefügt wird, dar. Dieser synthetisierenden Arbeit geht die gegenläufige dissoziative Arbeit voraus. Inhalte werden aus ihrem Kontext gerissen und gewöhnliche Zusammenhänge aufgelöst, um verwendbares Material zu erhalten. Deshalb hinterlässt die kreative Zusammenhangsbildung an anderer Stelle Sinnlücken. Das analytische Handeln wird damit ein ständiger Prozess der Zusammenhangsbildungen und zugleich der Zerreißung von Zusammenhängen.

Material kann alles werden, was in der Metaszene tatsächlich auftaucht: Erinnerungen an frühere Stunden, Theoriestücke, persönliche Einfälle, tagtraumartige Gedanken, Gefühle, Eindrücke verbaler und anderer Art im Analytiker und in der Analytikerin. Der Einschränkung durch das »Benutzungsverbot« von äußerem und objektivem Material steht ein schier unendlicher Fundus an subjektiven und situativ auftauchenden Materialien gegenüber. So stellt sich »die Szene verstehen« im Rahmen von psychoanalytischen Behandlungen als ein Verstehen und Deuten von Sinnlücken in der Metaszene dar, indem dort auftauchendes Material in kreativer ungewöhnlicher Weise zusammengefügt und in die Sinnlücken eingefügt wird. Dissoziationen sind die notwendige Folge dieser Arbeit, denn die Materialgewinnung erfordert das Auseinandernehmen von Zusammengefügtem.

Dieses Vorgehen ist in Falldarstellungen in Vorträgen und in der Literatur gut zu erkennen. Zwei Vignetten eines Analytikers und einer Analytikerin werden daraufhin untersucht. Die Fallbespiele sind auf den ersten Blick sehr unterschiedlich. Gerade deshalb ist es eindrucksvoll, wie sich das beschriebene psychoanalytische Vorgehen in beiden Sequenzen herausschälen lässt. Analytiker und Analytikerin orientieren sich vorbewusst an Sinnlücken und lassen dafür andere, sich anbietende Interventionen außer Acht. Sie benutzen ausschließlich aktuelles Material, rekurrieren zum Beispiel nicht auf fachmännisches Wissen und Autorität und gelangen durch ihre emotionale Beteiligung auf kreative Weise zu Deutungen, die die Lücken schließen und der jeweiligen Szene eine Wende geben.

Da Szenen sich nicht auf die klassische Analyse beschränken, sondern in jedem psychoanalytischen Rahmen auftreten, lässt sich das Verstehen von Szenen auch in diesen Settings anwenden und nachweisen. Szene, Sinn, Sinnlücken, das Spiel mit Material, die Deutung und Gestaltung der Metaszene lassen sich in Fallvignetten aus verschiedenen psychoanalytischen Settings erkennen. Dieses Vorgehen scheint auch den dort handelnden Analytikern und

Analytikerinnen nicht bewusst zu sein, sie sind darin sozialisiert: Man kann es einfach, wendet es an, ohne zu wissen, dass man es tut. Das besondere Gewicht, das in der psychoanalytischen Ausbildung auf die Erfahrung in der Lehranalyse und das psychoanalytische Handeln unter Supervision, d. h. das Lernen durch Teilhabe und Identifikation, gelegt wird, entfaltet hier seine Wirkung.

Bei der Betrachtung des psychoanalytischen Handelns, dem Verstehen von Szenen in verschiedenen psychoanalytischen Settings schälen sich zwei Parameter heraus, die in den verschiedenen Settings variiert werden.

Der erste Parameter ist die Festlegung des »Patienten«, desjenigen, der als Motivationszentrum gelten soll. Erscheint der Patient, die Patientin in Einzelbehandlungen noch als quasi natürlich gegeben – es ist immer der, die Andere, nicht der Analytiker, die Analytikerin –, so ist die Einheit »Patient« in allen Mehr-als-zwei-Personen-Settings nicht ganz so natürlich. Hier muss etwa das Paar oder die Gruppe als »Patient« und Ganzes kreiert werden. Dies erfordert vom Analytiker, der Analytikerin eine zusätzliche synthetische Denkarbeit. In Supervisionen ist der »Patient« nicht anwesend, es interessiert der erzählte »Patient«. Die Behandlungsszene wird über die Erzählung in die Supervisionsgruppe transportiert, dort inszeniert und die verstandenen Lücken und Sinnversionen auf den erzählten »Patienten« hin zusammengefügt.

Dies führt zum zweiten Parameter in psychoanalytischen Behandlungen. Die einzelnen verstandenen Szenen werden im Hinblick auf ein Drittes, eine Rahmenerzählung, zusammengefügt. Diese Rahmenerzählung variiert mit den Settings. In Analysen und psychoanalytischen Therapien ist dies die Lebensgeschichte der Patienten und Patientinnen, in Fokaltherapien ein zentraler Konflikt in der Lebensgeschichte, in Kurztherapien eine aktuell schwierige Lebenssituation, in Paartherapien die Paargeschichte oder eine schwierige Paarsituation, in Gruppen die Geschichte der Gruppe oder der einzelnen Teilnehmer und Teilnehmerinnen. In Supervisionen richtet sich die Rahmenerzählung nach der erzählten Behandlung und deren Setting.

Die Darstellung des psychoanalytischen Handelns als ein Verstehen von Szenen stärkt die psychoanalytische Haltung. In dieser von klinischen Theorien unabhängigen Sicht muss das psychoanalytische Vorgehen nicht gegenüber klinischen Ableitungen verteidigt werden. Es ist zum Beispiel nicht notwendig, das psychoanalytische Handeln in niederfrequenten Settings als überhaupt möglich beziehungsweise therapeutisch sinnvoll zu behaupten. Grundsätzlich kann man dem psychoanalytischen Verstehen in und mit der Metaszene in allen Settings folgen und sich dem besonderen Klang dieses Instruments in diesem oder jenem Rahmen zuwenden.

Ähnliches lässt sich über die Patienten und Patientinnen sagen, die in den verschiedenen psychoanalytischen Settings behandelt werden. Jede Störung, jedes Symptom inszeniert sich in der Szene, gestaltet sie auf besondere Weise und zerreißt sie zugleich an bestimmten Stellen, so dass der charakteristische psychoanalytische Verstehensprozess einsetzen kann und muss. Sinnlücken müssen mit dem charakteristischen Spiel mit dem Material geschlossen werden, seien sie – in klinischen Kategorien gedacht – vom dynamisch Unbewussten oder durch den Einfall implizit gespeicherter Ereignisse entstanden.

Die im zweiten Teil dargestellten Fallbeispiele spiegeln die vielfältigen Erscheinungsweisen des psychoanalytischen Handelns in den verschiedenen Settings und mit den unterschiedlichen Patienten und Patientinnen wieder. In einer Kurztherapie mit einem Patienten und seinem Burnout-Symptom entfaltet sich die Szene und ihr Verstehen ebenso wie in einer Supervisionsgruppe, in der Erstgespräche mit sehr unterschiedlichen Patienten vorgestellt werden. Die Darstellung einer Paartherapie im Zusammenhang mit einer Lebenskrise des Paares lässt die Herstellung des Patienten »Paar« und das typische Verstehen der Szene mit diesen Protagonisten erkennen. Die zusätzliche synthetische Denkarbeit des Analytikers, der Analytikerin bei der Herstellung des Patienten »Gruppe« und das Verstehen der Szene mit diesem Gegenüber lässt sich am Beispiel einer Gruppenselbsterfahrung verfolgen. In diesem Beispiel, das die Arbeit mit chinesischen Kollegen und Kolleginnen beinhaltet, kommen das Szenische und seine Mitteilungskraft besonders gut zum Ausdruck, weil die verbale Vermittlung der Inhalte wegen der Sprachbarriere unzureichend ist. Es sind vor allem nonverbale Inszenierungen, die den Sinn vermitteln beziehungsweise die Sinnlücken aufweisen. Auf sie wird nicht nur verbal, sondern vor allem nonverbal geantwortet, um die Sinnlücken zu schließen.

Die Fallbeispiele veranschaulichen das abstrakte Programm »die Szene verstehen«. Ich zeige, dass mit dieser Konzeptualisierung der psychoanalytischen Methode das konkrete Geschehen in psychoanalytischen Behandlungsszenen und vor allem die Interventionen der Analytiker und Analytikerinnen nahezu vollständig erfasst und beschrieben werden können. Die Unabhängigkeit der als »die Szene verstehen« gefassten Methode von den klinischen psychoanalytischen Theorien und der psychoanalytischen Metatheorie erlaubt es, sie »vorurteilsfrei« in allen psychoanalytischen Settings unterzubringen und die durch die unterschiedlichen Settings und Patienten und Patientinnen erzeugten spezifischen Phänomene nicht als Abweichungen vom Psychoanalytischen zu sehen.

Das Verhältnis von Theorie und Praxis stellt in diesem Rahmen die Praxis vor die Theorie, was der historischen Entwicklung der Psychoanalyse entspricht. Einmal aus der Praxis abgeleitet, stellen die psychoanalytischen Theorien in Bezug auf die Praxis die dortigen Vorgänge in einen klinischen, entwicklungspsychologischen oder metatheoretischen Kontext. Der daraus folgende Diskurs zwischen Theorie und Praxis bereichert, erweitert und verändert vorzugsweise die Theorie. »Die Szene verstehen« bleibt als abstraktes Konzept unverändert. In seiner konkreten Ausformung, der je konkreten Verlaufsgestalt aber erweitert, verändert und entwickelt es sich auch. Die beiden großen Erweiterungen, die als Übertragung und Gegenübertragung konzeptualisiert wurden, sind dafür Beispiele. Aus Sicht der Methode als »die Szene verstehen« wird durch diese Entwicklungen das Sinnverstehen in der psychoanalytischen Szene ausgedehnt und die Menge des brauchbaren Materials erweitert: Die heftigen Gefühle, Forderungen und Hoffnungen der Patienten und Patientinnen in Bezug auf den Analytiker, die Analytikerin wurden nicht mehr nur als Störung von außen, sondern als Sinnlücken in der Szene verstanden. Die dadurch angeregte Interpretationsarbeit, das Spiel mit Material, führte zur Deutung der Lücke: Die Patienten und Patientinnen übertragen frühere Beziehungserlebnisse auf die aktuelle psychoanalytische Szene, um in der jetzt aktuellen Auflage einen für sie günstigeren Ausgang zu erreichen. Was bis dahin rätselhaft und störend war, konnte verstanden werden, die Sinnlücke wurde geschlossen. Aus diesen Deutungen wurde das Konzept der Übertragung abgeleitet.

In der zweiten großen Erweiterung konnten rätselhafte, abwegige, den Analytikern und Analytikerinnen allein zugehörig erscheinende Phänomene – Gefühle, Impulse, Einfälle etc. – als Anzeichen von Sinnlücken und als Material verstanden werden. Wir sehen darin die konsequente Fortführung der Annahme, dass alles, was im Rahmen der Metaszene passiert, seinen Sinn aus dieser bezieht. Auch diese Phänomene mussten im Rahmen der Szene einen Sinn haben. Unter dieser Annahme entstand das Spiel mit dem Material, und es führte zur Deutung der Sinnlücke in der Szene und lautete: Diese Phänomene sind auch Antworten auf die Beziehungsangebote der Patienten und Patientinnen. Die Suche nach den Beziehungsangeboten, auf die die in Analytikern und Analytikerinnen entdeckten Phänomene eine Antwort sein könnten, begann. Aus diesen verstandenen Szenen wurde das Konzept der Gegenübertragung in ihrer positiven Version abgeleitet. Ogdens Fallbeispiel »Der entwendete Brief« kann als Anschauung für das gegenüber der älteren Psychoanalyse gewachsene und heute sehr weitreichende Sinnverstehen in Psychoanalysen gelesen werden (Ogden 2006, S. 38–44). Die Fallbeispiele in diesem Buch wiederum zeigen die reiche Ausgestaltung des Verstehens von Szenen in den verschiedenen Settings mit den unterschiedlichsten Patienten und Patientinnen und Analytikern und Analytikerinnen.

Literatur

Aisenstein, Marilia (2014): Denken: Ein Werk des Fleisches. In: *Sinnlichkeit und Sinn. Vom Reiz der Symbole.* Psychosozial, Gießen, S. 23–35.

Altmeyer, Martin / Thomä, Helmut (Hrsg.) (2006): *Die vernetzte Seele. Die intersubjektive Wende in der Psychoanalyse.* Klett-Cotta, Stuttgart.

Argelander, Hermann (1970a): *Das Erstinterview in der Psychotherapie.* Wissenschaftliche Buchgesellschaft, Darmstadt.

Argelander, Hermann (1970b): Die szenische Funktion des Ichs und ihr Anteil an der Symptom- und Charakterbildung. In: *Psyche – Z Psychoanal* 24, S. 325–345.

Argelander, H. (1980): Beratung unter Supervision. In: *Psyche – Z Psychoanal* 34, S. 54–77.

Argelander, H. / Hemken, U. (1980): Die Unbeeindruckbare. In: *Psyche – Z Psychoanal* 34, S. 94–116.

Argelander, H. (1982): *Der psychoanalytische Beratungsdialog. Studien zur Textstruktur und Deutung an formalisierten Protokolltexten.* Verlag für Medizinische Psychologie, Göttingen.

Argelander, Hermann (1991): *Der Text und seine Verknüpfungen. Studien zur psychoanalytischen Methode.* Springer, Berlin.

Balint, Michael (1972 [1959]): *Angstlust und Regression. Beitrag zur psychologischen Typenlehre.* Rowohlt, Reinbek bei Hamburg.

Balint, M. / Ornstein, P. H. / Balint, E. (1973) [1972]: *Fokaltherapie. Ein Beispiel angewandter Psychoanalyse.* Suhrkamp, Frankfurt a. M.

Bion, Wilfred R. (1990 [1962]): *Lernen durch Erfahrung.* Suhrkamp, Frankfurt a. M.

Bohleber, W. (2013): Der psychoanalytische Begriff des Unbewussten und seine Entwicklung. In: *Psyche – Z Psychoanal* 67, S. 807–816.

Bollas, Christopher (2006): Übertragungsdeutung als Widerstand gegen die freie Assoziation. In: *Psyche – Z Psychoanal* 69, S. 932–947.

Bolognini, Stefano (2002): The Analyst at Work. Two sessions with Alba. In: *Int. J. Psychoanal.* 83, S. 753–759.

Buchholz, Michael B. (2014): Hermeneutik oder Szientismus? Unterwegs zu einer triadischen Epistemologie. In: *Forum Psychoanal* 30, H. 3, S. 257–274.

Danckwardt, J. F. / Schmithüsen, G. / Wegner, P. (2014): *Mikroprozesse psychoanalytischen Arbeitens.* Brandes & Apsel, Frankfurt a. M.

Deserno, Heinrich (1990): *Die Analyse und das Arbeitsbündnis. Eine Kritik des Arbeitsbündniskonzepts*. Verlag Int. Psychoanalyse, München, Wien.

Deutscher, Guy (2013 [2005]): *Du Jane, ich Goethe. Eine Geschichte der Sprache*. dtv, München.

Dreyer, Karl-Albrecht / Schmidt, Manfred G. (Hrsg.) (2008): *Niederfrequente psychoanalytische Psychotherapie.* Klett-Cotta, Stuttgart.

Ferro, Antonino (2005). Einige Überlegungen zur Deutung. In: *EPF Bull* 59, S. 47–48.

Freud, Sigmund (1912a). Ratschläge für den Arzt bei der psychoanalytischen Behandlung. *GW VIII*, S. 376–387.

Freud, Sigmund (1912b): Zur Dynamik der Übertragung. *GW VIII*, S. 364–374.

Freud, Sigmund (1917): Vorlesungen zur Einführung der Psychoanalyse. *GW* XI.

Freud, Sigmund / Ferenczi, Sandor (1996): *Briefwechsel,* Bd. II/1. Herausgegeben von Falzeder, E. & Giamperi-Deutsch, P. Böhlau, Wien.

Gerlach, Alf (2010): Deutsche Psychoanalytiker in China und der Beginn gruppentherapeutischer Arbeit – ein Erfahrungsbericht. In: *Gruppenpsychother. Gruppendynamik* 46, S. 318–330.

Goethe, Johann W. (1870 [1981]): *Wilhelm Meisters Lehrjahre*. Insel, Frankfurt a. M.

Greenson, Ralph R. (1973 [1967]): *Technik und Praxis der Psychoanalyse*. Klett, Stuttgart.

Grinberg, L. / Sor, D. / Tabak de Bianchedi, E. (1993 [1973]): *W. R. Bion. Eine Einführung.* frommann-holzboog, Stuttgart-Bad Cannstatt.

Haas, Eberhard Th. (2006): Melancholische Arbeit. In: *Psyche – Z Psychoanal* 60, S. 349–369.

Habermas, Jürgen (1981): *Theorie des kommunikativen Handelns*. 2 Bd., Suhrkamp, Frankfurt a. M.

Hartmann, Heinz (1972 [1939]): *Ich-Psychologie und Anpassungsproblem*. Klett, Stuttgart.

Heimann, Paula (1950 [1996]): Über die Gegenübertragung. In: *Forum Psychoanal* 12, S. 179–184.

Klein, Melanie (1962) [1983]: *Das Seelenleben des Kleinkindes*. Klett-Cotta, Stuttgart.

Klüwer, Rolf (1995): *Studien zur Fokaltherapie*. Suhrkamp, Frankfurt a. M.

Klüwer, Rolf (2001): Szene, Handlungsdialog (Enactment) und Verstehen. In: Bohleber, W. / Drews, S. (Hrsg.): *Die Gegenwart der Psychoanalyse – die Psychoanalyse der Gegenwart.* Klett-Cotta, Stuttgart, S. 347–357.

König, Hartmuth (1996): Gleichschwebende Aufmerksamkeit. Modelle und Theorien im Erkenntnisprozess des Psychoanalytikers. In: *Psyche – Z Psychoanal* 50, S. 337–375.

Körner, Jürgen (1993): Der exzentrische Standpunkt jenseits von Übertragung und Gegenübertragung. In: Tress, W. / Nagel, S. (Hrsg.): *Psychoanalyse und Philosophie: eine Begegnung.* Asanger, Heidelberg, S. 29–38.

Kutter, Peter (1976): *Elemente der Gruppentherapie*. Vandenhoeck, Göttingen.

Laimböck, Annemarie (1993): Reflexionen aus der Praxis psychoanalytischer Beratung. In: *texte. psychoanalyse.* ästhetik. *kulturkritik* 4, S. 37–47.

Laimböck, Annemarie (1994). Wie denkt der/die PsychoanalytikerIn? Eine Einführung in Hermann Argelanders Untersuchung der psychoanalytischen Methode. In: *Z Psychoanal. Theorie Praxis* 9, S. 176–191.

Laimböck, Annemarie (1995): Situationsbezogene psychoanalytische Kurztherapie mit einem Paar. In: *Z Psychoanal. Theorie Praxis* 10, S. 82–92.

Laimböck, Annemarie (2007): *Schwierige Passagen. Herausforderungen an die psychoanalytische Methode*. Brandes & Apsel, Frankfurt a. M.

Laimböck, Annemarie (2011): Menschen in China zwischen Rückzug und Aufbruch. In: *Psyche – Z Psychoanal* 65, S. 555–668.

Laimböck, Annemarie (2013a): Nachdenken über »Szenisches Verstehen« – heute. In: *Jahrb. Psychoanal* 66, S. 49–80.

Laimböck, Annemarie (2013b): Szenisches Verstehen, Unbewusstes und Frühe Störungen. In: *Psyche – Z Psychoanal* 67, S. 881–902.

Lanz, Peter (1993): Alltagspsychologie und Psychoanalyse. In: Tress, Wolfgang / Nagel, Stefan (Hrsg.): *Psychoanalyse und Philosophie: eine Begegnung*. Asanger, Heidelberg.

Laplanche, Jean (1992): Deutung zwischen Determinismus und Hermeneutik. Eine neue Fragestellung. In: *Psyche – Z Psychoanal* 46, S. 467–498.

Laplanche, Jean (2005) [1992]: *Die unvollendete kopernikanische Revolution in der Psychoanalyse*. Psychosozial, Gießen.

Lichtenberg, Joseph D. (1999): Listening, Understanding and Interpreting. In: *Int J Psychoanal* 80, S. 719–737.

Lichtenberg, Joseph D. (2007): *Kunst und Technik psychoanalytischer Therapien*. Brandes & Apsel, Frankfurt a. M.

Lorenzer, A. (1970): *Sprachzerstörung und Rekonstruktion. Vorarbeiten zu einer Metatheorie der Psychoanalyse*. Suhrkamp, Frankfurt a. M.

Lorenzer, Alfred (1972 [1968]): Erweitertes Votum über das »szenische Verstehen«. Arbeitspapier für das Sigmund-Freud-Insitut Frankfurt. In: Ders.: *Perspektiven einer kritischen Theorie des Subjekts*. Frankfurt a. M.

Lorenzer, A. (1983): Sprache, Lebenspraxis und szenisches Verstehen in der psychoanalytischen Therapie. In: *Psyche – Z Psychoanal* 37, S. 97–115.

Markert, Friedrich (2010): Die chinesische Kulturrevolution – eine traumatische Erfahrung mit transgenerationaler Weitergabe. Probleme interkultureller Interpretation. In: Plänkers, T. (Hrsg.): *Chinesische Seelenlandschaften. Die Gegenwart der Kulturrevolution (1966–1976)*. Vandenhoeck & Ruprecht, Göttingen, S. 184–208.

Mitscherlich, Alexander (1972): Kekules Traum. Psychologische Betrachtung einer chemischen Legende. In: *Psyche – Z Psychoanal* 26, S. 649–655.

M'Uzan, Michel de (1996): Zur Formulierung der Deutung. In: *EPF Bull* 47, S. 51–61.

Ogden, Thomas H. (2006): Das analytische Dritte, das intersubjektive Subjekt der Analyse und das Konzept der projektiven Identifizierung. In: Altmeyer, Martin / Thomä, Helmut (Hrsg.) (2006): *Die vernetzte Seele. Die intersubjektive Wende in der Psychoanalyse*. Klett-Cotta, Stuttgart, S. 35–64.

Pfeffer, R. (1980): Die Unberührbare. In: *Psyche – Z Psychoanal* 34, S. 78–93.

Piaget, Jean (1975 [1950]): Der Aufbau der Wirklichkeit beim Kinde. *GW 2*, Ernst Klett, Stuttgart.

Reiche, Reimute (1990): *Geschlechterspannung*. Fischer, Frankfurt a. M.

Reinke, Ellen (2013): »Szenische Evidenz« und »Szenisches Verstehen«. Zur Vermittlung des Werks von Hermann Argelander und Alfred Lorenzer. In: *Jahrb Psychoanal* 66, S. 13–48.

Renik, O. (1998): The analyst's subjectivity and the analyst's objectivity. In: *Int J Psychoanal* 79, S. 487–497.

Ricœur, Paul (1974) [1965]: *Die Interpretation. Ein Versuch über Freud.* Suhrkamp, Frankfurt a. M.

Schafer, Roy (1982 [1976]): *Eine neue Sprache für die Psychoanalyse*. Klett-Cotta, Stuttgart.

Scharff, Jörg M. (2010): *Die leibliche Dimension in der Psychoanalyse*. Brandes & Apsel, Frankfurt a. M.

Schneider, Gerhard (2006): Ein »›unmöglicher‹ Beruf« (Freud) – Zur aporetischen Grundlegung der psychoanalytischen Behandlungstechnik und ihrer Entwicklung. In: *Psyche – Z Psychoanal* 60, S. 900–931.

Segal, Hanna (1964 [2013]): *Melanie Klein. Eine Einführung in ihr Werk.* Brandes & Apsel, Frankfurt a. M.

Sommer-Frenzel, Johanna (2006): Durch den Anderen sprechen. In: *Texte psychoanalyse.* ästhetik. *kulturkritik.* 26, S. 77–97.

Stemmer, Wolfgang (2006): Die Beunruhigung und das Nichtwissen des Analytikers als Aspekte der psychoanalytischen Haltung. In: *Z Psychoanal. Theorie Praxis* 21, S. 449–473.

Stern, Daniel (1992 [1985]): *Die Lebenserfahrung des Säuglings*. Klett-Cotta, Stuttgart.

Strenger, Carlo (1991): *Between Hermeneutics and Science.* Int. Universities Press, Madison, Connecticut.

Tholey, Paul (1999): Gestaltpsychologie. In: Asanger, R.; Wenninger, G.: *Handwörterbuch Psychologie*. Psychologie Verlags Union, Weinheim.

Thomä, Helmut (2001): Intersubjektivität und Bifokalität der Übertragung. In: Bohleber, W. / Drews, S. (Hrsg.): *Die Gegenwart der Psychoanalyse – die Psychoanalyse der Gegenwart.* Klett-Cotta, Stuttgart, S. 370–383.

Vassalli, Giovanni (2014): Zu einem epistemologischen Wandel der Psychoanalyse am Beispiel des Verhältnisses von Technik und Theorie. In: *Z Psychoanal. Theorie Praxis* 29, S. 251–265.

Vogt, Rolf (1980): Organisation, Theorie und Technik eines psychoanalytischen Beratungsprojekts zur Ausbildung von Psychologiestudenten. In: *Psyche – Z Psychoanal* 34, S. 24–53.

Waldenfels, Bernhard (2002): *Bruchlinien der Erfahrung. Phänomenologie Psychoanalyse Phänomenotechnik.* Suhrkamp, Frankfurt a. M.

Waldenfels, Bernhard (2013): Das Fremde und das Unbewusste – Phänomenologie und Psychoanalyse im Austausch. In: *Z Psychoanal. Theorie Praxis* 28, S. 310–324.

Waldvogel, Bruno (1992): *Psychoanalyse und Gestaltpsychologie*. Frommann-Holzboog, Stuttgart-Bad Cannstatt.

Warsitz, Rolf-Peter (2012): Rêverie als Methode negativer Hermeneutik. In: Storck, T. (Hrsg.): *Zur Negation der psychoanalytischen Hermeneutik*. Psychosozial, Gießen, S. 181–195.

Warsitz, Rolf-Peter (2014): Zeichen indirekter Symbolisierung in poetischer Sprache. Variationen der psychoanalytischen Grundregel nach Wilfred R. Bion und Julia Kristeva. In: *Psyche – Z Psychoanal* 68, S. 840–865.

Watzlawick, P. et al. (1969): *Menschliche Kommunikation. Formen, Störungen, Paradoxien*. Hans Huber, Bern.

Wertheimer, Max (1957) [1964]: *Produktives Denken*. Kramer, Frankfurt a. M.

Whitebook, Joel (2014): »Imagine« Zur Verteidigung des Säkularismus der Psychoanalyse. In: *Psyche – Z Psychoanal* 68, S. 1167–1195.

Yankelevich, A. (2013): Learning to ride the horse: The back and forth of an analytic treatment and setting – The case of Raquel. In: *Int. J. Psychoanal* 94, S. 87–97.

Zwiebel, Ralf (2004): Der Analytiker als Anderer: Überlegungen zum Einfluss der Person des Analytikers in der analytischen Praxis. In: *Psyche – Z Psychoanal* 58, S. 836–868.

Brandes & Apsel www.brandes-apsel.de

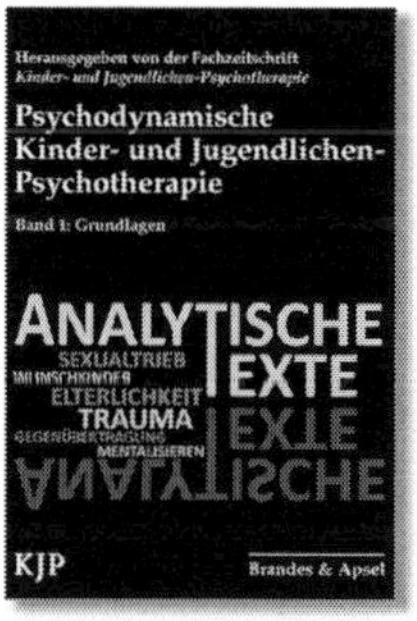

Herausgegeben von Fachzeitschrift *Kinder- und Jugenlichen-Psychotherapie*

Psychodynamische Kinder- und Jugendlichen-Psychotherapie

Band 1: Grundlagen

284 S., Pb. Großoktav, € 39,90, ISBN 978-3-95558-365-1

Die neue Reihe *Psychodynamische Kinder- und Jugendlichen-Psychotherapie* stellt für Auszubildende und Studierende in dem Bereich der psychodynamischen Kinder- und Jugendlichen-Psychotherapie die wichtigsten Forschungsergebnisse zusammen und zeigt so zuvor verborgene basale Zusammenhänge zwischen den einzelnen Themenfeldern auf.

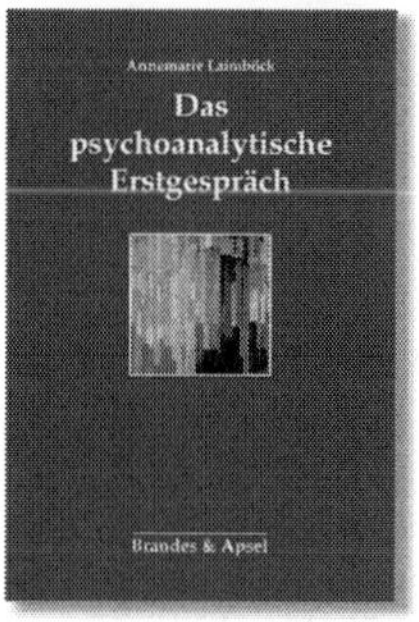

Annemarie Laimböck

Das psychoanalytische Erstgespräch

2. erw. u. überarb. Aufl., 148 S., Pb., € 19,90, ISBN 978-3-86099-694-2

»Durch die Ver- und Einarbeitung der inzwischen erschienenen Literatur zum Thema und aufgrund der klinischen Erfahrung der Autorin kann man es als die wichtigste Publikation zum Thema ›Erstgespräch‹ betrachten.« *(D. Becker, Zeitschrift für psychoanalytische Theorie und Praxis)*

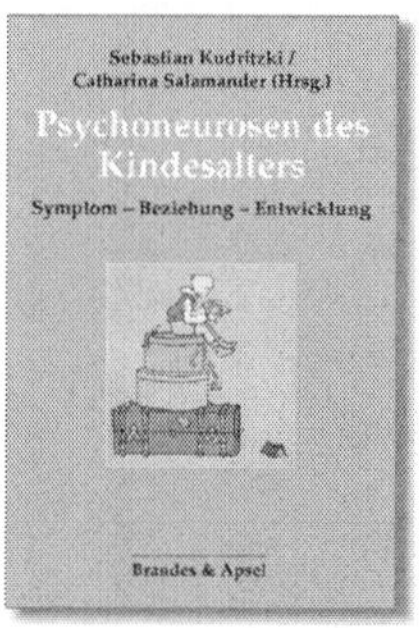

Sebastian Kudritzki / Catharina Salamander (Hrsg.)

Psychoneurosen des Kindesalters

Symptom – Beziehung – Entwicklung

308 S., Pb., € 39,90, ISBN 978-3-95558-353-8

Kinder entwickeln sich in der engen Beziehung zu den Eltern und/oder Bezugspersonen. Wir können Eltern nicht ohne ihre Kinder und umgekehrt denken. Dies eröffnet das psychodynamische Verständnis von neurotischen Symptomen auf der Grundlage von Beziehungsstörungen. Behandeln wir ausschließlich »Störungen«, so überhören wir allzu schnell das, auf was uns das Kind im Unbewussten aufmerksam machen möchte, was es stört und womit es in der Familie stört.

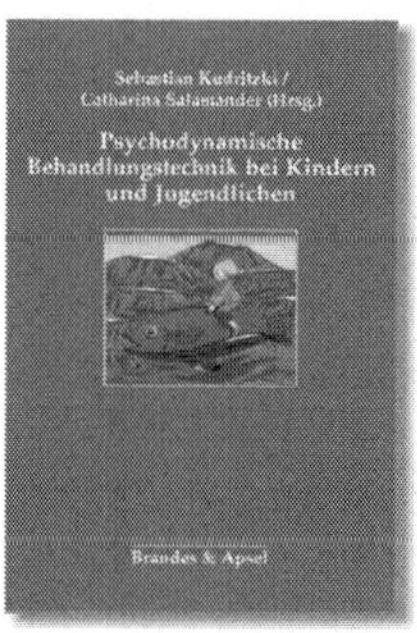

Sebastian Kudritzki / Catharina Salamander (Hrsg.)

Psychodynamische Behandlungstechnik bei Kindern und Jugendlichen

352 S., Pb. Großoktav, € 39,90, ISBN 978-3-95558-247-0

»Auch ohne eine tiefenpsychologisch fundierte Ausbildung seitens des Lesers überzeugt das Buch durch praxisnahe Beiträge. (...) Neben Einblicken in das Setting, die Indikation, Übertragungs- und Gegenübertragungsgeschehen werden zudem auch Themen fokussiert, die bisher theoretisch eher zu wenig Aufmerksamkeit erhalten« ***(A.-M. Müller, Theraplay – Schwierige Kinder Journal)***